描画にみる
統合失調症のこころ

アートとエビデンス

横田正夫

新曜社

まえがき

　本書は、統合失調症の患者さんたちが実際に描いたさまざまな描画を通じて、統合失調症という精神障害の全体像や心象風景、患者さんそれぞれの人となりを垣間見るとともに、私たちのグループが考案した「草むらテスト」というオリジナルの描画テストについて、その実践手続きや、これまでに積み重ねられた実践や研究を解説した本です。

　副題には「アートとエビデンス」と掲げました。

　本年は、臨床心理を専門の仕事とする人たちにとって待望されていた国家資格の「公認心理師」がいよいよ誕生する節目の年ですが、国家資格となることで、公認心理師には自らの実践の根拠に関する説明責任が社会に向けて一層求められるようになることでしょう。現に、一般財団法人日本心理研究センターの監修による『公認心理師現任者講習会テキスト』（2018年度版）においても、「公認心理師には、臨床場面でクライエントについて理解してゆく過程の心理アセスメントにおいて明確なエビデンスに基づくことが必要である」と述べられていました。

　しかし「アート」でもある描画法の心理アセスメントにおいて、最初から実証されているものはあり得ません。実践でそれが用いられる中、最初はさまざまな疑問が生じ、その疑問に答えるような形でデータが集められ、分析され、だんだんと検証されてゆくのではないでしょうか。そうした疑問、検証の繰り返しの過程を経て、一定のエビデンスが積み重なってゆくものだと思います。

　草むらテストは、学術誌への最初の公表から30年以上の時間を経て、いまや数多くの知見を蓄積することができ、他の描画法の心理検査では得られなかった発見もありました。それらをここで一度まとめ、公表することには、描画法のエビデンスベイスト・アプローチの実践例を紹介するという意味合いにおいても意義があると考えました。それが本書の出版を企図したことの大きな理由です。

もうひとつ、別の理由もあります。

　ひとりの臨床心理の専門家が、統合失調症の心の不思議に魅せられ、その有様を明らかにするために悪戦苦闘した様子を開示することで、臨床心理に馴染みのない一般の人たちにも、臨床心理学の専門家がどのように考えを進めてゆくのかについての理解が得られるのではないかと期待しているのです。そうした共通理解に基づく対話の成り立ちによって、専門家である私たちの技量はより精緻なものになり、安定し、患者さんへの心理臨床の実践にとってもさらに役立つものへと成長することでしょう。

　本書への描画の収載にあたっては、個人が特定される情報を割愛しました。また、本書の描画は、草むらテストを始めたころのものが中心で、患者さんの中にはすでに亡くなられた方もいらっしゃり、病院との関係が切れている方もいらっしゃいます。描画の使用を含めた症例報告は、退職された複数の主治医のかかわった古いカルテや、患者さんに日常的にかかわった多くの看護師の古い看護記録も参照し、病院の倫理委員会の承認を受けて行っています。さまざまな描画テストに臨んでくださった患者さんをはじめとして、多くの病院スタッフの膨大な時間を費やした記録を背景にしてこの本が成り立っています。

　本書が、公認心理師をはじめとする心理臨床の専門家や、精神科臨床に携わるスタッフ、そして統合失調症の患者さんとご家族の方々にとって有益なものとなりますことを、心から願っています。

2018年　8月

横 田 正 夫

描画にみる統合失調症のこころ　目次

第1章 統合失調症について

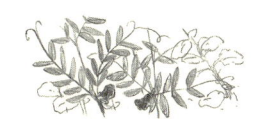

はじめに

　公認心理師法が成立し、念願であった臨床心理に携わる専門家の国家資格が誕生しました。公認心理師法は医療や学校、福祉、産業などの各現場で働く心理職の人たちに国家資格を与えることになりました。各現場ですでに信頼を得て働いている臨床心理士には、とりわけ喜ばしいことと思います。

　しかしながら公認心理師は一体何をする人たちなのだろうか、ということになると、一般の人たちには馴染みがなく、具体的なイメージも浮かびにくいものでしょう。医療現場で働く医師や看護師といった専門家の中にも、臨床心理を専門にする人たちについて、「人の心がわかる怖い人」のように感じているらしい人たちがいます。しかしマンガやアニメの世界ならともかく、臨床心理の専門家にそのような能力は当然ながらありません。臨床心理に携わる専門家が人の心を理解する方法は、心理学の方法論に則っています。つまり、心理検査や面接といった方法を使っているのです。しかしそういわれても、やはりまだ具体的なイメージが浮かばないことでしょう。

　そこで本書では心理検査をひとつの取っ掛かりとして、臨床心理に携わる専門家が何をどのようにして患者さんの心の理解を進めてゆくのか具体例を示してみたいと思います。使用する心理検査は描画法と呼ばれるもので、私が新しく導入した（といってもかれこれ30年前の1986年のことですが）「草むらテスト」というオリジナルの方法を中心に紹介します。対象となるのは統合失調症です。

統合失調症とは

　統合失調症とはどのような精神障害でしょうか。

　本書を手に取る読者は、その名前を耳にしたことがきっとあることでしょ

う。次章以降に登場する、統合失調症の患者さんと草むらテストの紹介に先がけて、ここであらかじめ簡単に解説しておきたいと思います。

　精神医学の教科書（鈴木，2018）によれば、統合失調症は青年期に発症しやすく、発症危険率は0.8パーセントといわれています。つまり120名の中で1名が発症するほどの比較的身近な精神障害です。世界では約2400万人、日本では約77万人の患者さんがいるといわれています（鈴木，2018）。心理機能の知覚、思考、感情、意欲などの側面がさまざまに侵され、現実には存在しない声を聞いたり（幻聴）、殺し屋に追われて殺されるといったような現実にあり得ないような考えをもったり（妄想）、自分の考えを抜き取られたように感じたり（自我障害）、日常的な出来事に反応して感情を表出することがなかったり（感情鈍麻）するようになります。アメリカで作られた診断基準のDSM-5からは妥当性が乏しいということで削除されてしまいましたが、かつて、統合失調症の病型分類には被害妄想が症状の中心となる「妄想型」、思考と感情の障害が中心となる「破瓜型」、興奮と混迷といった行動面の障害が中心となる「緊張型」という分類がなされていたこともありました。

　統合失調症は、2002年に「精神分裂病」から変更された名称です。その理由は「精神分裂病」という名称に予後が不良で荒廃に至るといった負のイメージがあり、人格が分裂するといった誤った理解に導きかねないということがあったためとされています（鈴木，2018）。予後不良で荒廃に至るというイメージは、統合失調症の概念を精神医学に導入したクレペリンにまで遡ることができるでしょう。クレペリンは精神障害の症状と経過から疾患単位を分類する試みを重ね、思春期に発症し、荒廃に至る症例を早発性痴呆（dementia praecox）と命名しました。その後ブロイラーは、早発性痴呆が必ずしも青年期に発症するとは限らず、また荒廃に至らないものもあることを指摘し、その特徴は精神機能が分裂していることとし、精神分裂病（schizophrenia）の名称を導入しました。つまり精神分裂病の名称がもっていた負のイメージは、クレペリンの予後不良の経過をたどるということと、ブロイラーの精神機能の分裂という悲惨なイメージを歴史的に背負ったものであったということができます。これに対し統合失調症の名称使用は、治療によって「約半数は完全にあるいは軽度の障害を残して回復する」（鈴木，2018, p.320）と述べられているように、回復しやすい精神障害である、というイメージをこの障害に付与しようとしているように思えます。

患者さんの体験・症状生起

　幻聴、妄想といった精神症状は、一般の人にも聞きなれたものとなってきていると思われます。しかし統合失調症の患者さんが実際にどのようにそれらを体験しているのかとなると想像することが難しいことと思います。

　幸いなことに、患者さんの手記をもとに、精神科医の手助けで患者さんの体験が本になっています。この本を手掛かりにすると、患者さんの体験を生々しく読み取ることできます。少し長いですが入院直前の体験を引用してみましょう。

　「黒い影がするっと入ってくる。ぼくの中に滑りこむ。そしてぼくの腕を動かして服を脱がして裸にする。そうだ、マネキン・ロボットは裸なんだ。このあいだ裸でお父さんの寝床に隠れたときには、あれは安全だった。風呂屋で突っ立って洗ってもらった時も安全だった。あれはぼくだった。本物のぼくだった。今はぼくはロボット、裸のロボットだ。ロボットは人を殺しても罪にはならない。死ぬこともない。もともと生きていないのだから。ぼくは今、もう安全だ。燈をつけてもいい。もうひとつ踊ってやれ。ぼくの手足はひとりでに動いている。この安全になったぼくは古物屋の親爺の前へだって行ってもなんの危険もないはずだ。ロボットのぼくは戸を開けて飛び出し、路地から古物屋の店へとび込む。ウオエが出て来てげらげら笑う。路地を2、3人の人が走って来る。古物屋の親爺が割れた唇を開いて走り出してきて、ぼくの目の前にその唇が迫る。ああ、やっぱりぼくは食われるのだ。何人かの人がぼくを抑える。目の前には割れた唇が迫っている。放してくれ－ぼくがもがく。もがいているのは、ぼくだ。ロボットじゃない。ぼくだ、裸で。－ウオエはげらげら笑っている。毛布で巻かれる。10分、20分、片腕が引き出される。針が刺される。頭にもやがかかる。なにもわからなくなる。」（西丸，1968，pp. 104-105）

　この引用から患者さんが体験している異様な、不気味な、まがまがしい出来事が感じ取れると思います。この体験を、まとめ直すと次のようになるでしょう。すなわち、黒い影が身体の中に入り込んできて、その黒い影が自分の身体を勝手に動かして服を脱がしてしまった。マネキン・ロボットになっ

てしまった。手足が、勝手に動いている。ロボットだから死ぬことはない、安全だ。外に出ても大丈夫だ。古物屋の親爺の前に出ても大丈夫だ。だから外に飛び出した。すると古物屋の親爺が迫ってきた。親爺の唇が迫ってきた。食われる。食われるのは嫌だから暴れた。取り押さえられた。側では友達のウオエがげらげら笑っていた。注射されて意識がなくなった。

　このようにまとめ直すと患者さんの体験はハッキリと焦点を結んだようになります。しかし患者さんの体験している異様さ、不気味さ、まがまがしさは消えてしまいます。出来事に圧倒されてしまっている切迫感も消えてしまいます。本人の記述にはいわくいいがたい雰囲気があります。それは唐突な論理の飛躍があるからでもあるでしょう。「マネキン・ロボット」「ロボットは人を殺しても罪にはならない」などといった言及は、一般人にはなかなか連想をつなげられないものでしょう。統合失調症の患者さんにはそれがごく自然とできてしまうので、論理についてゆくことが難しくなります。しかしそうした言及の背後にある切迫感は十分に伝わってきます。

　一方、精神科医の記録は「今回の発病。10月18日、突然興奮し、近所の店に侵入したため、取り押さえられ、とりあえず付近の医師に睡眠剤の注射を受けて即刻本院入院。（中略）強迫的、被害的な幻聴と妄想があり、自己のほかにもう一つ影の自己があるという二重身のような訴えもあった」（西丸, 1968, pp. 158-159）と、素っ気ないものです。患者さんの体験を症状として記述したものですから素っ気ないのは仕方がありません。この症状記述の中の「強迫的、被害的な幻聴」については、上記の体験記述からだけでは、明らかではありません。この点に関しては入院後の患者さんの言動から得られたものと思われます。

　さて患者さんの記述のもっている、異様さ、不気味さ、まがまがしさは、一体どのようにして生じているのでしょうか。西丸は次のように説明します。

　　「精神分裂（現・統合失調症）ではここは現実と夢との中間にあり、両方が重なっている。現実と夢の中間の、両方が重なった状態には、このほかに、うかされ、うわごとをいう状態があるが、この時には睡りによけい近く、現実把握がよけい少なく、夢がよけい勢いを占めている。すなわち、二つの形の現実と夢の混合がある。（中略）この二重構造の世界では夢の世界の侵入によって、現実世界における認識と行動も多かれ少なかれその力が弱められ、バックグランドからの

材料はよけいに現実の世界のなかのものとして現れる。思い出としてバックグラウンドから浮かび出るものは、現実世界における他人の声とされ、バックグラウンドから浮かび上がる空想は、現実世界にそういうものが存在すると患者は感じるので、傍から見れば妄想である」(西丸, 1968, p. 165)

つまり西丸によれば、通常はバックグラウンドに収まっているはずのものが勝手に意識に立ち現れてくる。バックグラウンドにあるものは過去の経験や希望や恐れ、欲望などであり、現実を認識するときにバックグラウンドにあるそれらのものが飛び出してくる。そして患者さんは、飛び出してきたものにすかさず意味を付着させてしまう。さきほどの患者さんの体験も、現実世界に彼のバックグラウンドの恐れや欲望が立ち現われ、独特な意味が付着したと考えれば、現実世界と病的世界の二重構造が捉えやすいかもしれません。異様な、不気味な、まがまがしい出来事と見えるのは、患者さんの体験する、追い詰められた、ネガティブな感情の中で、世の中を見まわしているために生じていると考えることができます。

こうした症状生起についての説明は、西丸以外の研究者も行っており、西丸のものが必ずしも一般的というわけではありませんが、わかりやすいものと思えましたのでここに取り上げました。

さてここで紹介した患者さんは入院して落ち着いてきたときに「生きた木は花を咲かせ、風になびき、芽が出、葉が散り、忙しい。ぼくは枯れ木の静けさ、花も咲かない。風が吹いても突っ立っている。大風が吹けば―倒れよう。それでおしまい。」(西丸, 1968, p. 139) と書いています。ある種の諦観をもったようです。自身の状態についての的確な表現に思えます。西丸はこうした表現をする患者さんの中に、人間の心の深淵を見ることができる、と評価しており、そうした患者さんがいるために医師は日常の診療を続けているのだと述べています。この点については私も同感するところです。

西丸の本には患者さんの描いた絵も同時に収録されており、体験記述に絵を重ねてみると、体験の生々しさがまた別様に伝わってきます。絵はより直接的な実感が迫ってくるように思えます。

統合失調症の患者さんは、世間的には「精神障害者」とひとくくりにされ、特定の精神症状、例えば妄想に支配されて一生を過ごすと思う人が多いかもしれません。しかし如何に患者さんとはいえ、一般の人と同様にライフサイ

クルの影響を受けます。成人すれば結婚を願い、自立することを切実に願望します。臺（2000）は、青年期に発病した後15年（35〜45歳）に人生の転機が訪れると考えています。一般の人と同じで、中年期に、自身の人生を振り返り、自分の人生を自ら歩み出すことがあるというのです。精神障害者においても、健常者と同様に、ライフサイクルのテーマに出会うのは当然のことでしょう。

私の出会った患者さんの話

　以上では統合失調症がどのような異様な体験をする精神障害であるかの一端を、精神医学の教科書と、患者さん自身の物語から知りました。ここで物事の本質を捉えているように感じられた私の体験も紹介してみたいと思います。

　私が大学院で認知心理学を学び、縁があって精神科領域に就職したのが1982年のことでした。本や論文で精神分裂病（当時はまだそのように呼ばれていた）について知ってはいましたが、実際に患者さんに会ったのは初めてのことでした。今でも忘れられないのは、若い女性の統合失調症の患者さんが、顔を上に向けて口をあんぐりと開けている姿でした。そのとき感じたのは人間の口とは穴なのだ、ということでした。そして口から肛門まで通じている単なる筒が人間なのだと感じさせられました。普段私たちは、喋ったり、食べたりといった行為を行っている口に対して、あるいは映画などで美男美女が口づけする接吻を思い浮かべ、単なる穴との認識はもちません。統合失調症の患者さんとの出会いにより、穴と感じてしまった即物的な口のポッカリあいた空間に、私はそのとき絶句しました。

　その女性は、幸いなことに、状態が良くなってすぐ美しい娘の姿に戻りました。

　別の統合失調症の患者さんは、慢性期の患者で、状態が悪く閉鎖病棟にいました。心理検査をするために、検査室に導き、検査を始めました。記憶検査を行うために、私は日用品をいくつか見せて、紙で隠しました。そして尋ねたのです。「この下に何がありますか？」と。それに対して隠された日用品を具体的に答えてくれるものと私はまったく疑いませんでした。しかしその期待は見事に、しかも感動的な形で外されました。

彼はこう答えたのです。「幸せがあります」、と。

何という答えでしょうか。まるで禅僧の悟りのようではありませんか。どのような脈絡でそのような答えに行きついたのか不思議でした。が、しかし、答えそのものはとても美しいものと感じました。

また別の患者さんの話です。

この人も「検査します」と検査室へと導き入れました。そして検査のやり方について説明しました。するとこの患者さんは「そんなことをやって何になるんですか」と食って掛かってきました。それに対し「今のあなたの状態を調べて今後の治療に生かす」といったような説明をしましたが、まったく納得しませんでした。仕方がないので検査の実施は諦めました。

後日、病棟でその患者さんをみると、出会う人ごとに食って掛かっていました。そんなに出会う人ごとに食って掛かっていたら大変だろうに、と思ったものでした。

こうした姿勢、発言、行動は、決して珍しいものではなく統合失調症の患者さんにありふれています。しかし、当時の私には、驚きに満ちたものでした。同じ人間なのに、という思いです。

さらにこれに輪をかけて驚くことがありました。

心理検査の一種として、知能検査があります。知能検査はIQ100が平均と通常考えられています。統合失調症の患者さんに施行してみると、ほとんどが100に達せず、80にも満たないものさえ多くみられました。最初は、自分のやり方が未熟なのだと反省しましたが、しかしやり方に慣れてきても結果は同じでした。高校や大学を卒業しているとカルテに書かれている患者さんでも同じです。知能検査の結果が落ちてしまっているらしいのでした。そしてよく見ると他の心理検査の結果も、通常の大学生が示していた見慣れた結果からすると非常にかけ離れたものばかりなのでした。

このような、統合失調症の患者さんたちの心の不思議さとユニークさを、なるべくありのままに、何とかして理解するすべはないだろうか――そうして考え出したのが、本章冒頭に登場した「草むらテスト」というわけです。どのようなテストで、患者さんの何を知ることができたのか、患者さんの症例と実際の描画を交えつつ、次章以降で詳しく紹介します。

引用文献

臺弘（2000）人生の四季と分裂病治療.『こころの科学』*90*, 107-111. 日本評論社

鈴木道雄（2018）統合失調症. 尾崎紀夫・三村將・水野雅文・村井俊哉（編）『標準精神医学』第7版, pp. 317-340. 医学書院

西丸四方（1968）『病める心の記録：ある精神分裂病者の世界』中央公論社

第2章　草むらテスト

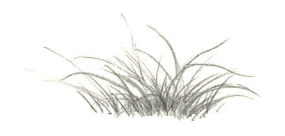

実施手続き・描画課題

　草むらテストは、第1章で少し触れたように、統合失調症の患者さんの心の様相を調べる（アセスメントする）、統合失調症に特徴的な状態が患者さんにみられるかどうかを確認するために生み出された、描画法による心理検査です（横田ら，1986）。

　描画法の心理検査では、患者さん（受検者）は概ね、検査者から与えられる何らかの課題や手続きに沿って絵を描きます。草むらテストの描画課題は「草むらに落とした500円を探している自分を描いてください」というシンプルなものです。それにより、患者さんは、「草むらの中にある500円」、「500円を探しているという動作」、「草むらの中にいる自分」というように、描画要素の草むら、500円、自分自身を相互に関係づけて同時に表現するように求められます。

風景構成法ではどうなるか

　この草むらテストは、当時さまざまな懐疑が寄せられていた、統合失調症の患者さんに行われる描画法の手続きや解釈についての議論をもとに、検討が始まりました。

　例えば風景構成法では、統合失調症の患者さんの描画として、描画要素を空間の中に統合できず、相互に空白の空間をあけて各要素を羅列するという特徴が報告されていました（中井，1970）。

　風景構成法の手続きは、箱庭療法の方法をモデルに発想しています。箱庭療法では箱庭という枠組みの中にミニチュア玩具を置いて作品を構成し、その置き方はいかようにも可能であり、制作の途中での置き換えも自由にできます。しかし風景構成法では、風景を構成するものが「川」「山」「田」「道」

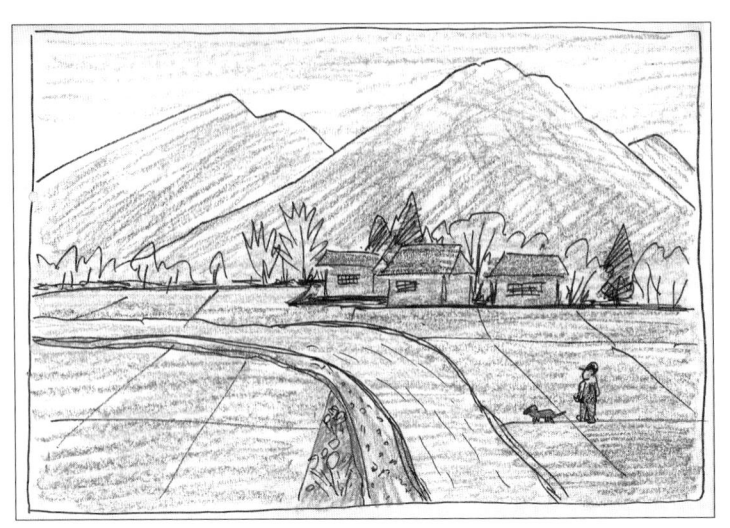

図1　風景構成法の描画例

「家」「木」「人」「花」「動物」「石とか岩のようなもの」「足りないと思うもの、描き足したいと思うもの」といったように決まった順番で提示され、順番通りに描き加えられてゆき風景を構成するように求められます。比較的大きな風景要素である川から順番に始まることがこの描画法のポイントです。つまり、用紙の中に川をどのように置くかによってその後の描画スペースが制限されてくることになります。川を大きく取り過ぎれば山は小さく描かざるを得ず、風景としてみたときに、全体のバランスを崩したものとなることも起こります。

　そして統合失調症では風景を描くという教示を忘れたかのように、川、山、田といった描画要素を一つの項目のように並べ、さらにはその後の描画要素も同様に項目のようにして並列することも起こってくるのです。

　では実際にどのような描画が得られるのでしょうか。少し描画例をみてみましょう。

　図1にその例を示しました。風景構成法では用紙の四角に枠取りしてからその中に一つひとつ与えられた描画要素を描き込んでゆきますので、大学で風景構成法の実習を行いますと、整合性のとれた絵を描くのは、大学生でもかなり困難をおぼえるようです。それに対しここで示した描画は風景として

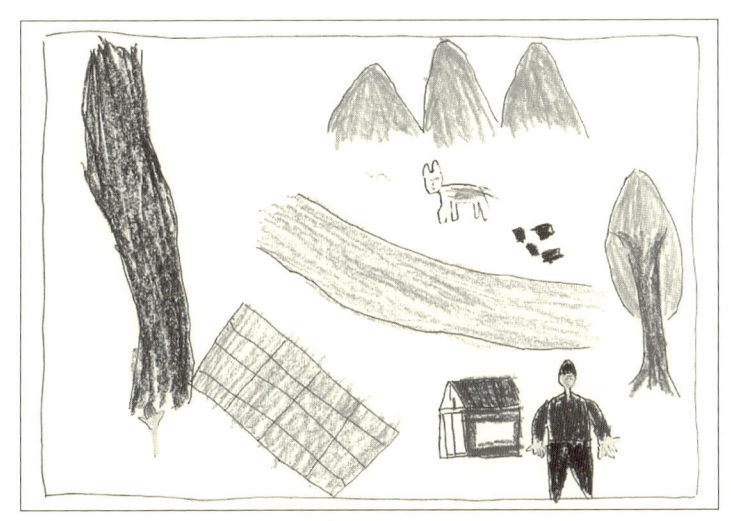

図2　風景構成法の描画例

整合性が極めてよく保たれています。遠景に山があり、中景に家があり、近景に人物がおり、川は用紙の中央左端から手前へカーブしながら流れています。これほど整然とは描けないと多くの読者が思うことでしょう。しかし驚いたことに、この描画は統合失調症の患者さんのものなのです。統合失調症の描画は羅列的になると述べたのに違うではないかと怒られそうです。羅列的になる特徴は確かに一般的な特徴なのですが、全員が必ずしもそうではないことを示したかったのです。つまり全体のバランスが崩れた描画が、統合失調症の一般的な特徴だとしても、そうしたなかで、図1のような描画も、患者さんの中には描く人がいるのです。

　しかしよく見れば人物や犬の大きさは、田んぼのサイズに比較すると大き過ぎるようにも思えます。家も山の大きさからすれば巨大過ぎるようにも思えます。

　もう一枚紹介しましょう。図2を見てください。これも患者さんの風景構成法の描画例です。この描画は図1に比べれば明らかに全体のバランスが崩れています。風景構成法で最初に描くように求められる「川」が用紙の中央にあり、しかもこの川は他の描画対象と何の関係もなくポツンと置かれています。木、家、人などの個々の描画はそれぞれ木、家、人と了解できますが、

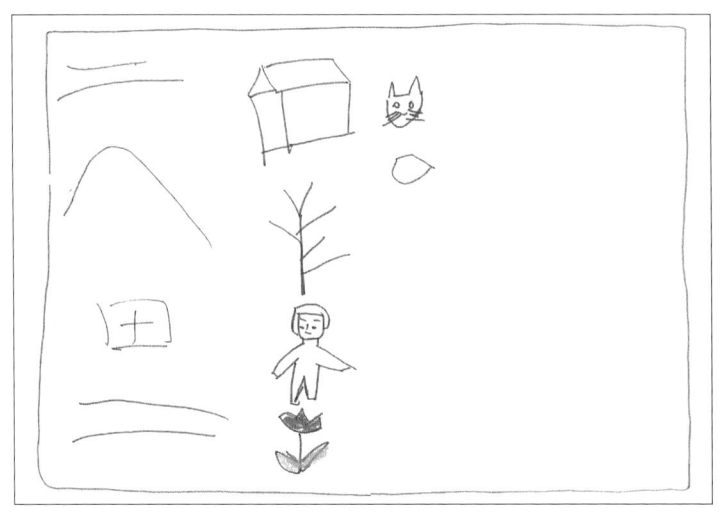

図3　風景構成法の描画例

それらが図1のように全体として統合がとれていません。全ての個々の描画対象が同等に並んでいます。そして木、家、人、動物、山は横から見たように描かれていますが、川、田、道は上から見たように描かれています。こうした個々の描画は、最も対象を捉えやすい視点から描かれたものであり、全体を統合するような視点は設定されていません。こうした羅列する特徴が中井（1970）の報告した描画特徴でした。図1のような描画は統合失調症の患者さんには珍しく、図2のような描画が統合失調症患者さんの描画によく現れてくる特徴なのです。

　さて図2の描画にみられた描画要素の羅列は、より極端になると図3のようになります。この描画では、描くべき対象が読み上げられると、それが順番に左上から下に向かって並べられています。田は漢字の「田」のようにも見え、絵にはなっていないように見えます。川と道はいずれも二本線で示され、区別されていませんし、色づけされていませんので、両者を川と道に特定することは難しくなっています。唯一色づけされているのが花でした。動物は猫の顔のみが描かれ、全身が描かれていません。顔だけを描くことで、動物を代表させており、全体を構成するといったこの課題で求めている方向性が失われていることがわかります。

統合型 HTP 法ではどうなるか

　次に統合型 HTP 法をみてみましょう。

　統合型 HTP 法は、家（House）、木（Tree）、人間（Person）を一枚の用紙に描くことを求める描画法検査です。統合型 HTP 法を統合失調症の患者さんに行いますと、風景構成法と同様に、描画要素の家、木、人が相互に独立し、空白の空間をあけて並べられるという特徴が報告されていました（三上，1979）。統合型 HTP 法では「家と木と人を入れて一枚の絵を完成させてください」と教示されますので、絵として完成させるという教示を広くとれば、家、木、人が単に含まれている絵を描くことで課題を達成することができます。そして患者さんは、家、木、人をそれぞれ独立した項目のように並べてしばしば描いてしまいます。

　では、統合型 HTP 法の描画例をみてみましょう。図4に示したのがその例です。

　この例ではサインペンを使用し、描画後彩色するといった変法を用いています。患者さんの中には、彩色する際に地面を付け加えて、全体を一つの場

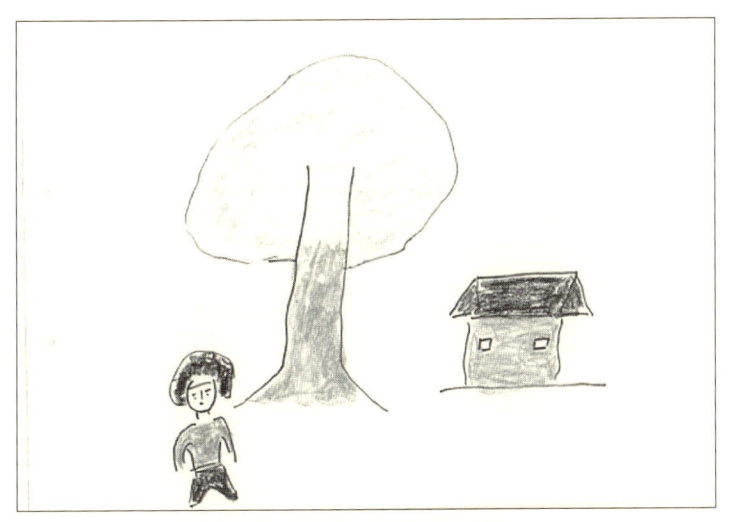

図4　統合型 HTP 法の描画例

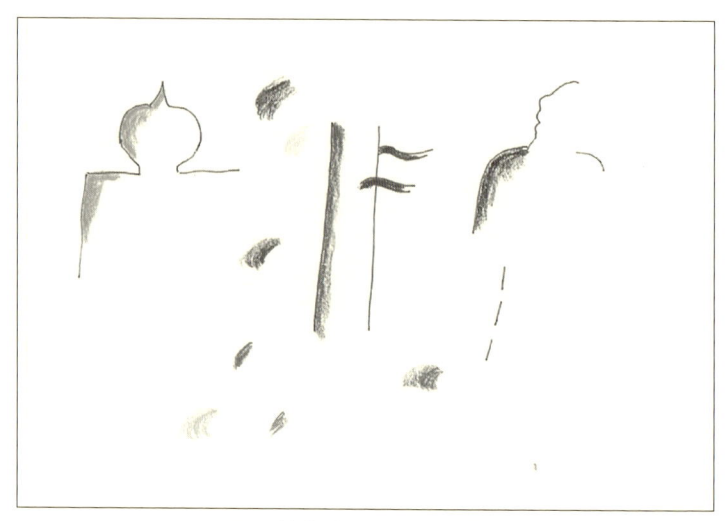

図5　統合型 HTP 法の描画例

　面にする人がいます。しかし、この描画例では、家、木、人はそれぞれ独立して描かれており、全体をつなげるような背景は加えられていません。描かれたそれぞれの対象は二次元的で、三次元的な要素が乏しくなっています。家の屋根に、三角が描かれていますが、その三角が線的遠近法に従っているように描かれているわけではありません。あくまで二次元的です。遠近的要素をあえて捉えるならば、人物が手前に描かれており、木と家がそれよりやや上方に位置するということでしょうか。人と木、家の位置関係で遠近を描いているとみることができますが、しかしそうしてみると木や家に対して人のサイズが巨大になり過ぎてしまいます。このように三次元的な空間に全体をまとめて描くという方向性に乏しく、家、木、人が羅列的に並んでいる特徴が認められました。

　もう一枚描画例を紹介しましょう。図5がその例です。この描画では、左から家、木、人を描いていますが、それぞれが全体を描いているわけではなく、家はアラビアのモスク風の尖塔を描き、木は幹と枝が描かれていますが、これだけみると木とは判断しがたいものがあります。人は頭、肩、足の輪郭線が描かれていますが、身体は示されていません。家、木、人のそれぞれの描画が断片化しています。そしてそうした断片化した家、木、人が羅列され

ています。統合型 HTP 法による描画であると言われなければ、この描画から何が描かれているかを特定することは可能でしょうか。

教示方法の工夫

　以上みてきたように、風景構成法も統合型 HTP 法も、描画要素を個別に順次提示するという教示方法をとるがゆえに、統合失調症患者のアセスメントに際しては羅列や断片化などの特徴が前景に出やすくなってしまいます。

　統合失調症の患者さんの心の状態をもっと適切に確認することができ、さらに多面的で多様な情報が得られる、しかもなるべく簡便な手続きで実施できる描画法を、どのように実施することができるだろうか——そこで考え出されたのが、「草むらテスト」ということです。

　草むらテストの描画課題は本章の冒頭でご紹介したとおり「草むらに落とした500円を探している自分を描いてください」というシンプルなものですが、このように、全描画要素が強制的に統合される形で患者さんに教示することが、風景構成法や統合型 HTP 法との違いです。

　この教示方法の工夫は、描画の発達を調べたワップナー（Wapner）の課題を参考にしたものです（横田ら，1986）。描画の発達を調べた彼は、描画課題の解決法を調べることで描画にかかわる内的過程を特定しようとしました。つまり上記のような課題を与えると、全体のイメージを浮かべ、そのイメージの中の草むらの中の自分、500円を探している自分、草むらの中の500円といった関係性を描画するという過程が生じます。同様なことが統合失調症の患者さんの描画検査においても可能であると考えました。つまり描画を行う際に、全体的なイメージを浮かべるように強制すればそれを用紙に描くことができるのか、あるいはそうした強制が与えられても全体的なイメージを浮かべずに個々の描画要素のイメージだけ思い浮かべて用紙に描くのか、あるいは個々の描画要素のイメージを全体的に描くのか、といったことを、この草むらテストの教示方法によって明らかにできると考えたのです。

　そればかりでなく、草むらテストの課題は、500円を失くしたという危機的な場面を示しています。健常者にとって、500円はそれほどの金額ではなく、それでも失くしたら探したくなるような金額と思います。一方、患者さん、特に入院中の患者さんにとって、小遣い管理は病棟内での最重要課題に

なっています。自由に飲み物を購入することができますし、500円であれば複数回購入できます。患者さんによっては、病棟内で禁止されているにもかかわらずルールを破って金銭の貸し借りを100円単位で行い、飲み物を購入し、その借金の返済をめぐってトラブルになることも多いのです。そうした金銭を失くしたという危機状況への対処方略の一環が、描画の中に現れてきます。また自分を描くように求めていることも、この課題の特徴です。統合失調症の患者さんには自我障害があり、他者に影響されているといった被影響体験をもちます。そのため、自分のイメージが安定して保てないこともあると思われます。そうした面での患者さんの特徴も描画に現れてきます。

描画例 —— 健常者の場合

では、草むらテストを実施し始めた30年前に得られた描画をいくつかみてみましょう。まずは比較のために、健常者が草むらテストでどんな絵を描いたのかご紹介します。

図6〜図9は、20歳〜21歳の看護学生たちの描画です。

図6は写実的であり、人物の足元は草むらの中に隠れ、遠くには山や太陽が描かれ、何よりも人物は草むらの中で膝をついて探している様子が示されています。

図7は人物の身体は単純化され、頭と胴は丸ないしは楕円で描かれ、手は手袋がはめられているようで、足はやはり楕円で示され、腕と腿は直線で示されています。それにしても手は草むらのほうに伸ばされており、身体は前傾し、人物が草むらの中にいる様子は示されています。

図8は漫画化された描画ですが、人物は500円を掴んでおり、人物の背後には草むらが広がっているように描かれています。500円が札で描かれているのは、この描画の得られた頃500円札がまだ使用されていた時期だからです。

図9は健常者の描画に特徴的なもので、物語が読み取れるものです。つまり背後の女の子が500円を失くし、手前にいる虫眼鏡を持った女の子が代わりに500円を探している状況と読み取れます。このように虫眼鏡といったように探す道具を描くことは健常者に比較的よくみられます。もっとも虫眼鏡の登場は珍しいですが。

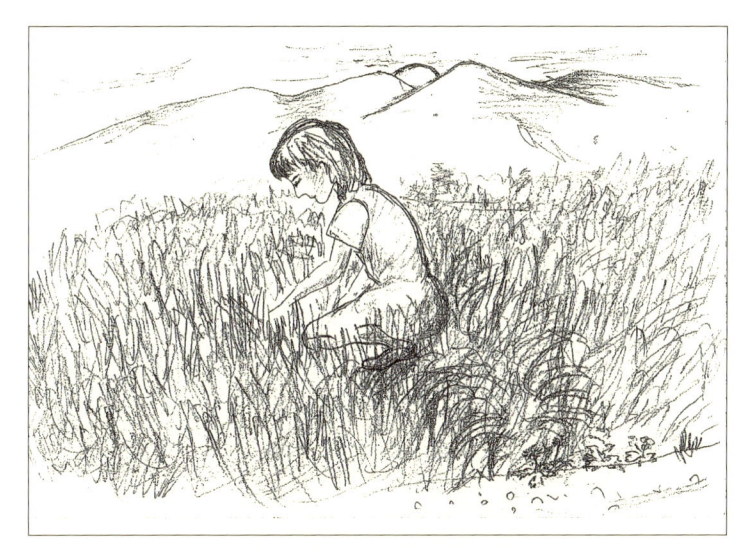

図6　健常者の写実的な描画例

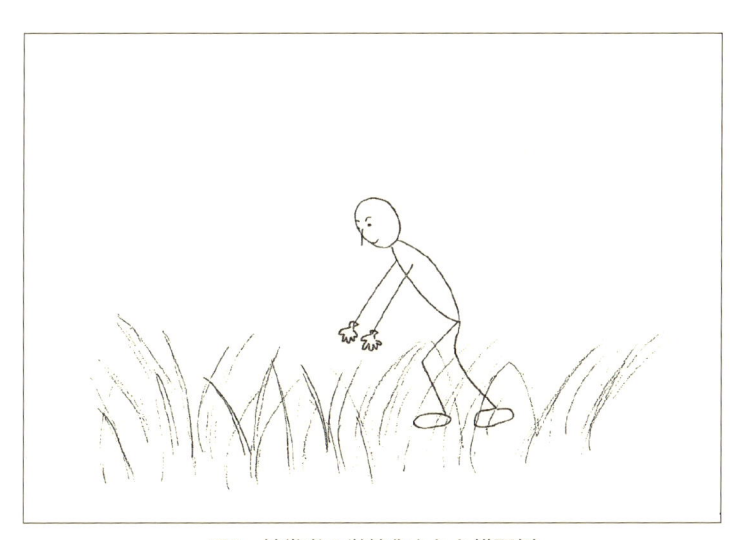

図7　健常者の単純化された描画例

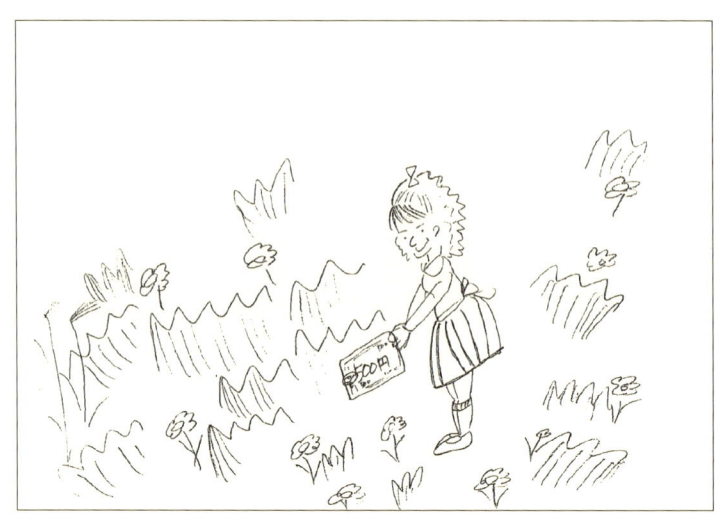

図8　健常者の漫画化された描画例

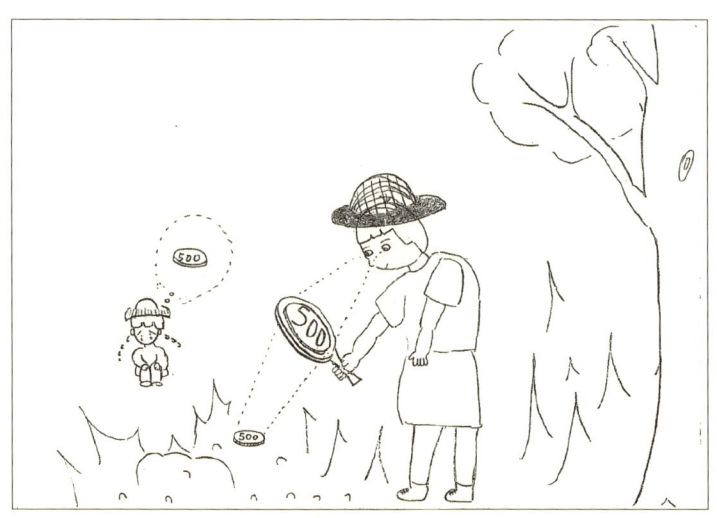

図9　健常者の物語的描画例

以上のように健常者の描画は、写実的なものも単純化したものも漫画的なものもありますが、いずれの描画も人物には「探す動作」が描かれ、人物は「草むらの中」におり、500円は「草むらの中」にあるように描かれます。場合によっては「探している動作」のみが描かれて、探している対象の500円は描かれない場合があります。探しているのだからどこにあるのかわからないというわけです。図6と図7はまさにそんな状態です。図6のように草むらが深ければ500円はどこにあるかわからないのも当然でしょう。図7の草むらもよくみれば深い草むらです。このように、健常者の描画には、同時に表現された「草むら」「500円」「自分」の関係に整合性があるのです。

描画例 ── 統合失調症患者の場合

　次に、統合失調症の患者さんの描画をみてみましょう。
　図10〜図14が草むらテストを開始した30年以上前に得られた、統合失調症の患者さんの描画例です。
　図10は女性が膝をついて右手で500円を掴んでいるように描かれています。草むらの丈はほとんど同じ長さですが、右手で遮られた後ろの草むらは人物の背後から左手のほうには広がっているように描かれていません。人物が草むらの中にいるようには描かれていないのです。
　図11は身体が逆U字型になり、500円を掴もうとする様子が描かれています。両手が差し伸べられているので逆立ちしそうな様子です。500円は札で描かれているのはこの当時の時代を反映しています。身体の線は3本引かれ、その中央の線に1本の腕がつけられています。襟はあるように描かれていますが衣服の表現はありません。足は短く胴と腕は長くなっています。このように身体には歪みがありますが、身体を逆U字にするというような形で動きを示しており、草むらの中にいる自分、草むらの中にある500円は描かれています。
　図12は棒人間が描かれていますが、腕が長く伸びて手は500円を掴んでいるように描かれています。これらを囲む四角は本人が行った枠取りです。この描画では草むらはなく、草むらの中にいるという草むらとの関係は無視されています。描かれているのは人物と500円との関係のみです。
　図13は「草むら」「500円」「自分」の三つの描画要素の全てが描き込まれ

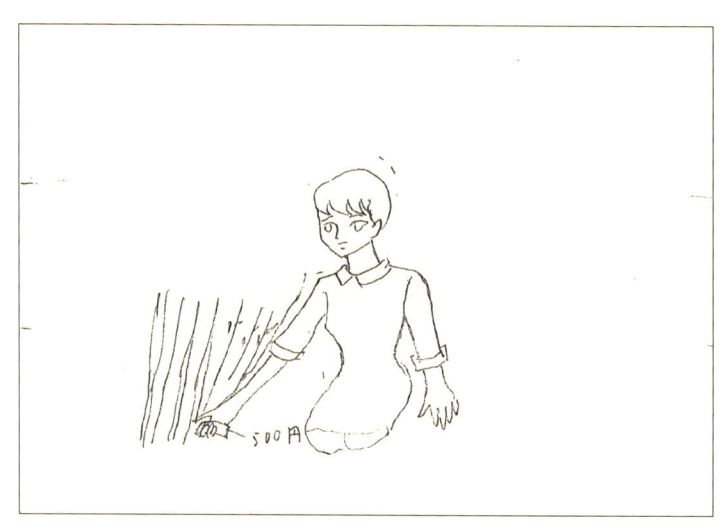

図10 統合失調症患者の動作の描かれた描画例

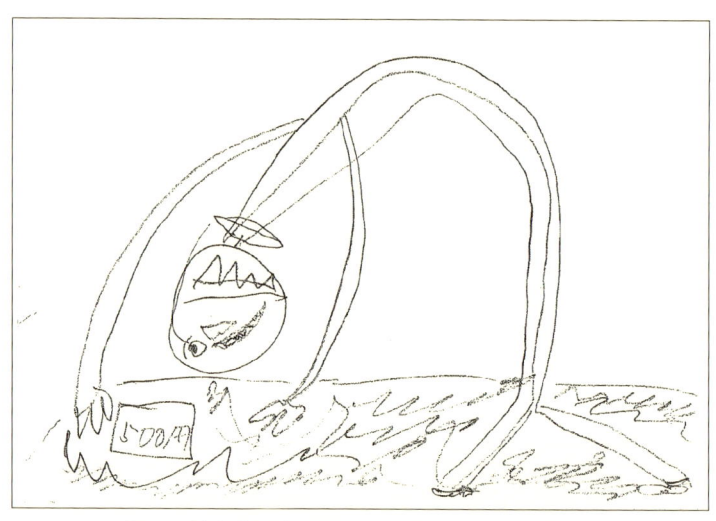

図11 統合失調症患者の逆U字型の身体の描画例

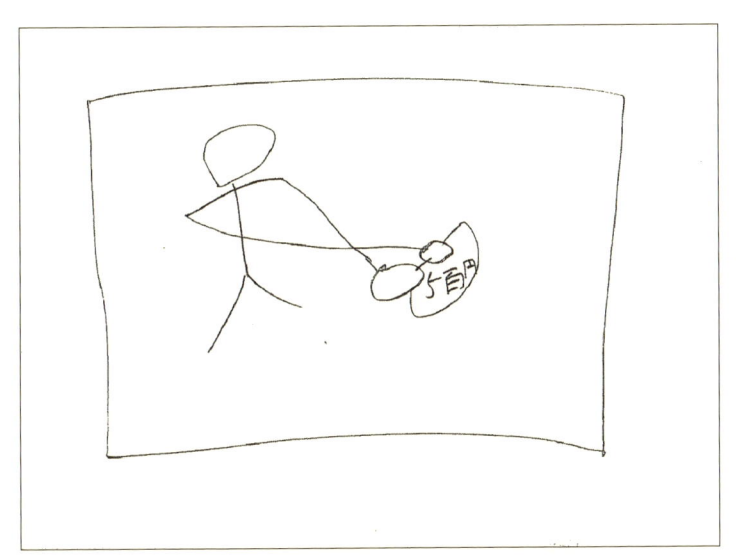

図12　統合失調症患者の500円を掴んだ描画例

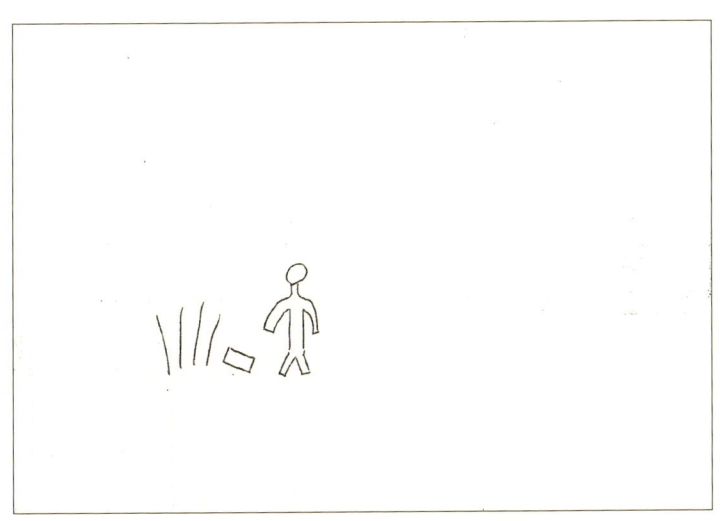

図13　統合失調症患者の羅列的描画例

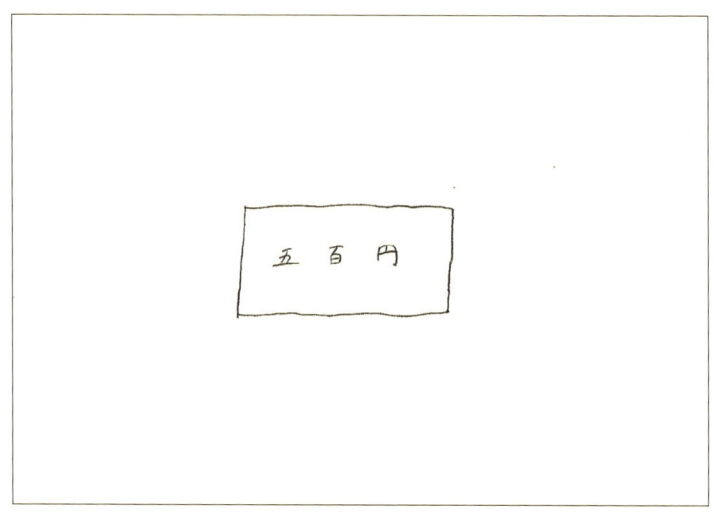

図14　統合失調症患者の500円のみを描いた例

ていますが、それぞれ相互に空白の空間をあけて描かれています。風景構成法や統合型HTP法で統合失調症の描画の特徴として挙げられているのがこうした描画です。すなわち草むら、500円、自分のそれぞれの間の関係が描かれておらず、単に羅列され、それらがあることのみが示されています。

　図14は500円のみを描いた描画例です。ここにも札が登場しました。

　以上の描画例で明らかなように、統合失調症の患者さんの描画には歪みが生じやすいことがわかります。その歪みとは、一言でいうと、草むら、500円、自分といった三つの描画要素の関係が、的確に表現されないということです。

　図10〜図12をもう一度見直してみましょう。これらの描画の部分に注目してみると、人物は500円を探し当てたあるいは掴んでいるところを描いている点で共通しています。探している状態を描くという課題を、すでに500円を探し当てたあるいは掴んでいるという状態を描くことによって示しています。そして500円と掴んでいる手の表現は比較的的確であり、図11のように手が500円の近くにあり、目線は500円を向いているというように、500円と視線との関係もまた的確です。統合失調症の患者さんの描画に、個々の描画要素が分離しやすい傾向にあるとしても、500円という興味の向かう対象に

対しては時には手が500円を掴んでいるというように的確な表現ができていました。

　つまり全体的にみると草むらの中にいるように自分を描けなくても、身体の部分の手は500円を掴んでいる、あるいは探し当てた状態を示しているのです。

　ここで示した具体例は、一つの例ですが、それらの描画の示す特徴の出現率はどうなっているのでしょうか。健常者と比べて調べてみる必要があります。

描画特徴の比較

●特徴の出現数

　表1は健常者と統合失調症の患者さんの描画特徴の出現数について、横田ら（1986）の資料を一部まとめ直したものです。

　表1では自分と500円の関係表現と自分と草むらの関係表現について示しました。

　この表から明らかなように、自分と500円の関係表現は、健常者では図6に示したような関節を曲げかがんだ状態を描くものが最も多く、統合失調症患者では図13に示したような自分と500円を隣り合わせに描くものが最も多くなっています。

　自分と草むらの関係表現は、健常者では図6に示したような草むらに自分を重ねて描くものが多く、統合失調症患者では図13に示したように空白の空間をあけて相互に独立に描くものが多くなっています。

　図14のように500円のみを描くのは統合失調症患者のみに出現していた描き方でした。

　その他の描画特徴としては、健常者では動作で探していることを示し必ずしも500円を描かない代わりに図6のように背景に山を描き、図9のように虫眼鏡、帽子などを描き加えるものが多く、さらには図9のように小さい女の子が500円を落としてしまってそれを年長の女の子が代わりに探しているといったような物語が想像されるような描画もみられていました。

　これに対し統合失調症患者では、草むら、500円、自分といった課題で与えられた描画要素を省略することが少なく、三つの描画要素を全て描き込む

表1　健常者と統合失調症患者の草むらテストの描画特徴の出現数
（横田ら，1986を一部改変）

草むら、500円、自分の関係表現	健常者（69名）	統合失調症患者（72名）
自分と500円の関係表現		
自分と500円を隣り合わせに描くもの	1名（1.4%）	29名（40.3%）
500円を掴んだ状態を描くもの	1名（1.4%）	13名（18.1%）
500円に向かって手を突き出す（腕が伸びる）状態を描くもの	4名（5.8%）	12名（16.7%）
身体全体を傾ける、あるいは逆V・U字に描くもの	11名（15.9%）	7名（9.7%）
関節を曲げかがんだ状態を描くもの	52名（75.4%）	8名（11.1%）
分類不能	0名（0.0%）	3名（4.2%）
自分と草むらの関係表現		
自分、草むらのいずれも描かないもの	0名（0.0%）	6名（8.3%）
自分と草むらの間に空白の空間をあけ相互に独立して描くもの	8名（11.5%）	44名（61.1%）
草むらに自分を重ねて描くもの	66名（88.4%）	22名（30.6%）

傾向が強いことが知られました。一方で、統合失調症患者では、場合によっては、「自分」も消去してしまい、探す対象の「500円」のみを描くという極端な表現も例外的にみられていました。

●500円の描き方

　なお500円の描き方をみるとここにも特徴があることがわかります。

　図8の500円は四角で描かれていますが、手に持っている状態での500円ですので、こうした四角の見え方もあり得ると思われます。

　図9をみると地面にある500円は楕円で描かれ、地面にあることの表現として比較的的確であるといえます。つまり全体を一つの視点からの見えに統一しています。

　これに対し統合失調症の患者さんの描画では、図11にみるように地面にある500円札は四角で示されています。つまり地面にあるにもかかわらず真上から見たような札の形なのであり、身体を横から見ているのに対して、札を

捉える視点が横からではなく上からというように統一がとれていません。それは図13の描画においても同様で、人物は横からの視点で捉えられていますが500円は四角で示され、真上から見たような形態で示されています。それぞれを捉える視点の統一がとれていないのです。それぞれを最もわかりやすく捉えられる視点で描いて示していると理解されます。

　図14は500円を描くのに典型的なもので、図11、図13と共通して、紙幣を上からの視点で描いていることを示しています。

　以上のようにみてみると統合失調症の患者さんは自分の表現において図13のように直立した正面向きを描くものが多く、動作で描くことが苦手であり、描画要素を重なりなどで関係づけることができにくいとまとめられます。全体を一つの視点からまとめることが苦手で、それぞれの描画要素を最もうまくみせられるような視点から描く傾向があります。先に述べましたように、手は500円を掴んでいるところを描く傾向があるのと同様に、一部分についてみれば、その部分に合致した視点を選んでいますが、全体的には、他の部分を描く視点と一致していないという、視点の不統一が特徴なのでした。統合失調症の患者さんのこの特徴について、私は「統一的視点の設定困難」と命名しています（横田，1994）。

統一的視点の設定困難

●視点のちがい

　では統一的視点の設定困難とはどのようなものなのでしょうか。

　図15は図6に二つの丸をつけたものです。二つの丸はそれぞれ対象を捉える視点の視野の広がりと考えてみてください。この二つの円は明らかに包含関係にあります。小さな円は人物を含み、大きな円は人物を含め風景をも含んでいます。つまり人物を捉える視点は、人物を含めた風景全体を捉える視点と一致しているとみることができます。こうした視点の設定は統一的視点の設定とみることができます。同様なことは漫画化された描画にも当てはめることができます。それが図16に示したものです。

　図16では、丸の数が三つに増えています。500円を含むもの、人物を含むもの、それら全体を含むものです。しかしいずれにしましても視点は徐々に拡大し、最終的には全体を捉える視点にまで拡大しています。健常者の示す

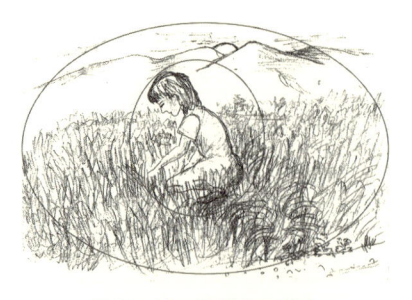 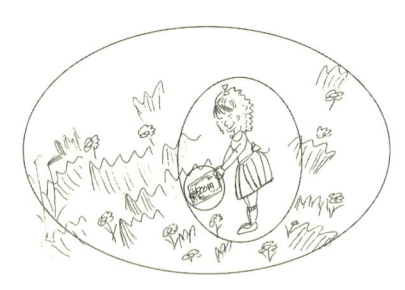

図15　統一的視点の設定　　　　　図16　統一的視点の設定

視点は、このように部分を捉える視点から全体を捉える視点まで、人物を主人公にして、拡大縮小するようなのです。人物を主人公にした視点を中心にして、500円を捉える視点、全体を捉える視点へと自由に変化しているとみることができます。

　そうした健常者の視点の設定の可変性に対し、統合失調症の患者さんの視点の設定は、個々の対象物に対して固定的のようにみえます。図17は、統合失調症の患者さんの動作の描かれた描画例に丸を付け加えたものです。それぞれの丸は、それぞれの対象を捉える視点の視野を示しています。この図の示していることは、個々の対象を捉える視点は設定できているにしても、全体を包含する視点は設定できていないことを示しています。個々の丸の視野に入るものは描かれますが、そこから外れたものは描かれないでも気にならない。結果的に、人物の背後には草むらは広がらず、500円を掴んだ手は描かれても、その背後に草むらが広がっているようには描かれない。視野に入らないものは存在しないと同等なのです。

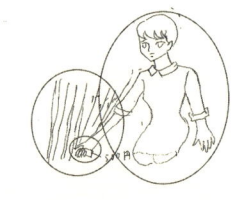 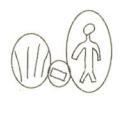

図17　一部の重なりのある視点の並列　　図18　個々の対象を捉える視点の並列

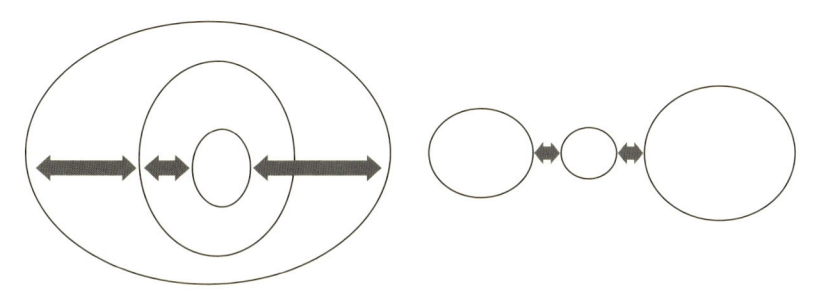

図19　統一的視点の設定とは　　　　　図20　視点の並列とは

　図18はより典型的な統合失調症の視点の設定の様相を示しています。
　図17と図18の違いは、図17では500円を掴んだ手を描いているが、図18では500円も手も別々に分かれていることです。統合失調症においても、500円を掴んでいるといったような統合的な表現は可能なのでした。ただし表現可能なのは視野の狭い中に入って来る一部の対象であって、その視野を広げて、全体を捉えるところまでには至らないということです。
　以上に述べた相違は、図19と図20のように示すことができるでしょう。図に示した両方向の矢印は視野の縮小拡大が自由にできることを示しています。つまり健常者ではほぼ同心円上で円の大きさを拡大縮小できるのです。言い換えれば、視点を一定にしながら視野の拡大縮小ができるのです。
　それに対して統合失調症では図20に示すように、単一の対象へ向けた視野の拡大縮小や、別の対象への視点の平行移動は可能なのですが、複数の対象を一緒にしてそれらを全体的に捉える視点として拡大することはできません。ゆえに、各対象間に空白をあけた描画が得られるのです。

● 個別の解釈

　さて統合失調症に統一的視点の設定困難といった特徴があることがわかりました。しかしこの特徴は、一般的なものであり、個々の患者さんの描画例をみると、多様であることがわかります。そうした多様な描画については、さらに個々の患者さんについての解釈を加えることも可能です。
　図10では、人物は草むらの中にいないばかりではなく、人物が草むらの前面にいるように描かれています。この人物は、ここで紹介した他の患者さんの描画に比べると衣服が丁寧に描かれ、しかも正座しているように描かれて

い//ます。患者さんの描画では、衣服の襟や袖を工夫して描くことはほとんどなく、さらにはワンピース姿の女性らしい衣服を描くことも稀なことです。この患者さんの描画はそうした例外的に整った衣服を身に着け、身だしなみを整え、清楚な感じの姿に描かれていますので、よけいに草むらと馴染まないものとなっていると思います。綺麗な服を身に着けて、地面に正座することは、女性ならば特に、通常は行わないことであると思います。草むらを人物の前に描かなかった一つの理由に、こうした自身の身に着けている衣服を汚したくない、といった思いがあるのかもしれません。逆に言えば、こうした場面にそぐわない高貴な女性なのだ、と思っているとも考えられるのです。

　図11では、人物の両足は地面を踏ん張っていますが、身体から腕にかけて、ゴムのように伸びきっているようです。顔は、目鼻眉の位置関係が歪んでおり、ギョロリとした目が500円をしっかりと捉え、口は大きく開かれ、歯がのぞいているようです。この描画は500円が見つかって、嬉しいばかりに、それに飛びつこうとしているようです。身体が逆U字型になって、今にも500円につかみかかろうとしています。この患者さんにとって500円を見つけたことはそれほど大事件なのでしょう。しかし、身体の上半身が500円に飛びかかろうと伸びきっているのに対し下半身は地面を踏ん張って動こうとしていません。上半身は興奮、下半身は緊張といった統一のとれていない身体状態にあるようにみえます。

　図12の描画にも動きは描かれていますが、ここでの人物は500円をしっかり掴んでいます。人物は棒人間であり、手にしているのが500円であることは金額が記されていることで明らかです。つまり人物は、図式化されているのに対し、500円は具体的です。具体的な500円が、図式化された人物よりも、より重要なものなのでしょう。そしてこの描画では、草むらが描かれずに、500円を掴んだ人物を四角が囲っています。具体的な500円がより重要ということですから、この四角の枠取りは、500円を守る障壁を意味しましょう。棒人間の手が、伸びきって、急いで掴んでいるのは、誰か他の人に取られてしまう恐れがあるからでしょうし、草むらのような無防備な空間ではなく、四角の障壁で500円を必死に守っているということなのかもしれません。草むらのような囲いのない空間は、患者さんにとって恐怖の対象なのです。患者さんの中には、自分のいる空間を守るために、ゴミなどで囲って、さらには自室を目張りして閉じ込もる人がいます。他者の侵入を恐怖するあまりそ

のような行動が起こるのでしょうが、描画においてもそうした恐怖が起こり、四角で空間を囲っているのだと思われます。

　図13は、羅列的な描画の典型例です。典型例なのですが、この患者さんの描画には、やはりこの患者さんの個性が現れています。草むらは4本線で単純化され、500円は四角で描き、図12の描画例と異なり金額が記されていません。ただ四角で描かれ、単純化されています。人物も、まるで切り紙のように腕の先端、足の先端が切断されています。つまり与えられた描画課題の描画対象の最低限の特徴を拾い出して並べているだけなのです。それだけ、草むら、500円、自分について、現実感が乏しく、薄っぺらな紙のような二次元的なもののように非現実的に感じているということなのでしょう。

　図14では500円のみが描かれていました。しかも500円の金額がしっかりと記されています。図12の描画で500円の金額が記されていたのと同様です。500円が、大事なのです。自分はでは一体どこにいるのでしょうか。用紙外に自分がいて、自分の視点から500円を見つけた、という状態であれば、500円だけを描くことも起こるでしょう。患者さんの描画の中には、500円とそれを掴もうとしている指だけが示されているということも起こります。図14の患者さんでは、指すらも用紙外に出してしまったということなのでしょう。

　以上の解釈は、草むらテストの課題に応えた描画についてのものでした。しかし患者さんでは、思わぬものを描き込むことがあり、なぜそうしたものが描き加えられたのかわからない、と思わせるものがあります。そうした描き加えられたものは、実は、患者さんにとって切実なテーマであったりします。そうしたテーマは、描画からだけでは捉えることができず、カルテや看護記録を紐解いて、患者さんの経過をよくよく調べてみると、ああなるほどそういうことなのかと納得できることがあります。そうした症例の描画例をここでいくつか紹介しておきたいと思います。

患者さんの描画と解釈の例

●東大一直線（横田ら，2008）
　図21に、草むらテストの描画例を示しました。

　この図の中央には、棒状の人物が描かれています。巨大な500円が人物の両脇に並列され、その前には草むらが描かれています。人物の背後（用紙の

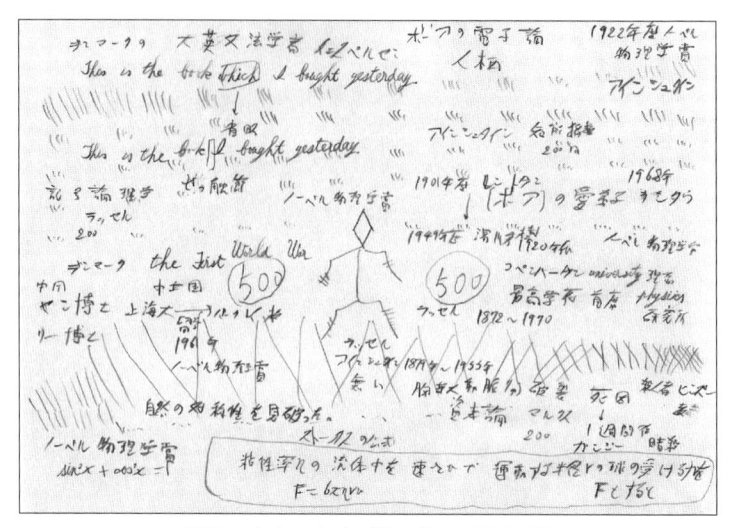

図21 東大一直線（横田ら，2008より）

上方）にも草むらが描かれています。この患者さんは、草むらテストの課題
を描いている途中から、自身の関心ごとのテーマで文字を埋め始めました。
This is the book which I bought yesterday といった英語が書かれ、ノーベ
ル物理学賞受賞者の名前が書かれています。この患者さんは東京大学に入学
し、ノーベル賞をもらう、と夢見て、何年にもわたって受験勉強を続けてい
ます。そのため、病棟で出会いますと、ニコリと笑顔を見せながら、「○○
年のノーベル物理学賞は誰？」などと質問してきます。「知らない」と答え
ると、「知らないの？」とバカにしたような口調で、教えてくれます。描画
時にも、患者さんの関心が、検査中であることを忘れさせ、検査課題をそっ
ちのけにして、羅列的に現れてきてしまったのです。第1章で西丸四方の症
状生起の説明を紹介しました。意識の背後のバックグラウンドにあるものが、
意識にポコポコと出て来て、患者さんはそれに独自の意味づけをしてしまう、
という説明でした。この説明をこの描画状況に当てはめれば、検査中である
意識が強ければ、それ以外のものは意識から抑制されて現れてこないはずな
のですが、この患者さんの場合は、東大に入る受験勉強というバックグラウ
ンドの欲望が、検査という試験と同様な状況の中で、露出してしまっている
のでした。その欲望はなかなか収まらず用紙を裏返して、裏側の前面をさま

ざまな断片的な知識で埋め尽くすほどなのでした。

● 風景構成法の患者さん（横田ら，2007）

　図22は、図1の風景構成を描いた患者さんが図1の14年後に描いた草むらテストの描画です。草むらテストと言われなければ風景構成法の描画と言われても成り立ちそうです。その理由として、全体的な構図の類似性が挙げられるでしょう。遠くに山があり、中景には家（人物の背後の雲のような形のもの）があります。そして用紙の左端から用紙の真中より右寄りの下方に川（あるいは道）が描かれています。こうした構図は図1と同様です。ただ図22では、全体的に表現は稚拙となっています。雲のような形のものが、この患者さんにとっては家であるとなぜわかるのかというと、この患者さんは、樹木画を描いてもらってもそこには必ず同様な位置に家を繰り返し描いてきたからです。「家」がこの患者さんのテーマなのです。

　この患者さんは、家族への激しい暴力で入院になった過去があります。母親は、その暴力に恐れをなし、「1年経ったら退院ね」と約束をしながら、1年経つたびにその約束を忘れたふりをします。ですので、1年経って家に退院するといった願望が長らく固着してしまっているのでした。そのため、描

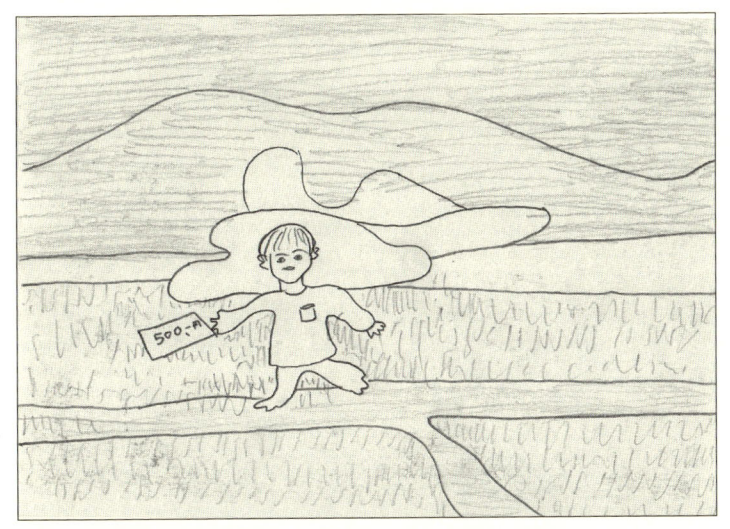

図22　風景構成法の患者さんの描画（図1の14年後）（横田ら，2007より）

画に必ずといってよいほど家が現れました。盲腸炎の手術をした後でボーっとしていることが多くなり、服のボタンを自分ではめることができなくなり、看護師が手助けするようになりました。そうしたときに描かれたのが図22だったのです。描かれた家はそのため形を成さず、風景構成法の描画でみられたのとほぼ同位置に雲のような形として描かれることになりました。自分の表現は、幼子のようであり、衣服も幼稚園児が着るもののようであり、胸には名札がつけてあるようにみえます。看護師の世話を受けている子どものイメージです。

　ただここで注目すべきは、14年前に描いた風景構成法の構図が図22の草むらテストの描画に再現されているようにみえるということです。この患者さんは、もともと絵の心得のあるかたでした。自由画を描くときにも、風景を描くことがあり、風景構成法の描画と同様な構図で描いていました。つまり、この患者さんには、風景の描くべき原型が頭の中にあり、その原型が、風景構成法、草むらテストといった違った課題にも関わらず、現れてきてしまうということのようでした。こうしたことがあるので風景構成法のように描くべき対象を一つひとつ挙げてゆく方法においても、この患者さんのもっていた風景として原型を再現できたのだと思われました。こうしたことは西丸四方の説明するバックグラウンド（風景の原型的イメージ）が意識の前面に現れてくるという説明にうまく当てはまるように思えるのです。

● 家の象徴 （横田ら，2006）

　上記の草むらテストの特徴として、統合失調症では「草むら」「500円」「自分」の三つの描画要素を、そのまま描き込み、それ以外のものを描き込むことが少ないと述べました。確かに実際はその通りなのですが、図21と図22に示したように、患者さんの関心がそのまま描画に現れてきてしまうという現象を反映して、「家」が描画に登場することも稀ならず起こります。最初はなぜ家が頻繁に表れるのかよくわかりませんでした。しかしある患者さんがそのことを教えてくれました。そうした患者さんの描画を図23に示しました。

　この患者さんには、幾度かの草むらテストを実施していますが、これはそのうちの一枚です。この患者さんは常に家を二つ描いていました。なぜ家が二つなのかわからないまま過ぎました。それがあるとき、草むらテストの描

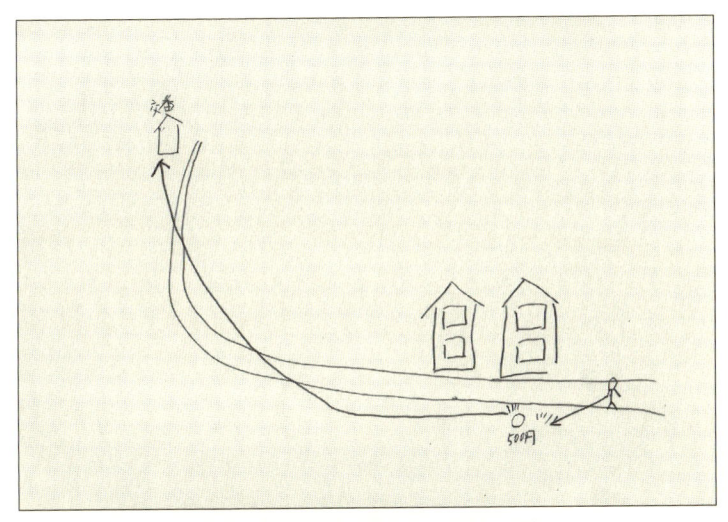

図23　家の象徴（横田ら，2006より）

画後、彼は「これから家に外出します」と嬉しそうに言いました。彼は、さらに自宅の隣に自分の家があり、今そこは空き家になっていると説明しました。空き家になっている自分の家が心配なのでした。私は「ああそうなのか」と納得しました。患者さんの描画に家が描かれるのは、外出や退院の願望の表れなのだと、改めて思いました。入院している患者さんにとって、家は、切実なる願望の表れとなり得るということです。草むらテストの課題に、患者さん自身の願望が、そのまま描き込まれてくることがあるのです。

　図23では、よくみると矢印が描かれています。棒人間が500円に向かうことを示す矢印があり、さらに500円から矢印が伸びて交番まで至っています。拾った500円を交番まで届けなければいけない、という表現になっています。課題は、繰り返しになりますが、「草むらに落とした500円を探している自分」を描くということですので、500円は今自分が落としたもの、ということを内包していると思うのですが、この患者さんの場合、自宅の前で誰かが落とした500円を、拾得物なので交番に届けなければいけないと、杓子定規に、捉えているようなのでした。家に帰る願望が強く出てきているために、自分が500円を落としたと想定されるといった課題の細かな状況は、消し飛んでしまったようです。

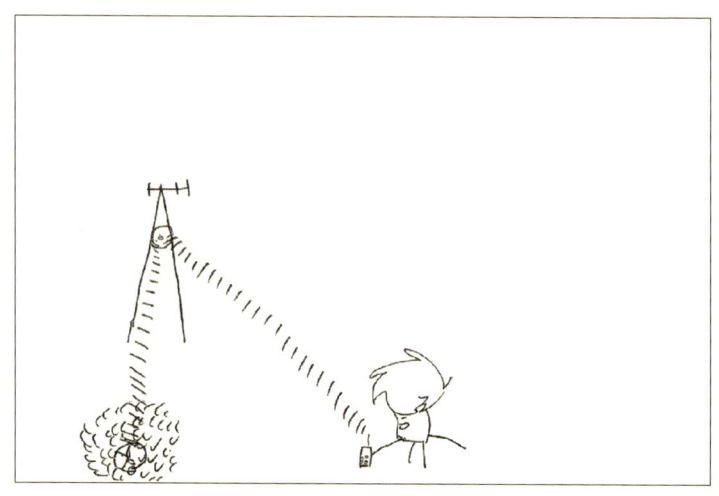

図24　金属探知機での探索

● 金属探知機での探索（横田ら，2006）

　別の描画例を紹介しましょう。

　図24は草むらに落とした500円を探すのに金属探知機を使っています。何とも大げさな探し方です。この描画に接したときに、なるほどと思うと同時に、どうしてこういう表現になるのだろうと不思議でした。その後の草むらテストの描画でも、ヘリコプターから金属探知機の電波を発信し地面の500円を探ると表現したりしました（横田ら，2006）。

　あまりに不思議な描画は、奇異な表現として統合失調症の症例によく取り上げられます。しかし不思議な描画も、よくよく調べてみると、納得できそうな理由があることに気づきます。図24を描画した患者さんは、陸上自衛隊に勤務した経験があり、金属探知機のような装置に比較的馴染みがあったようなのです。それと写真の趣味があり、機械を写真に撮るのが好きなようでした。陸上自衛隊と機械を写真に撮るのが好き、ということから、図24のような表現になったのかと思ったものでした。

● 自動販売機（横田ら，2017）

　身近な願望の表れとして自動販売機が描き込まれることもあります。精神病院に入院中の患者さんにとって、飲み物を自動販売機で買って飲むことは、

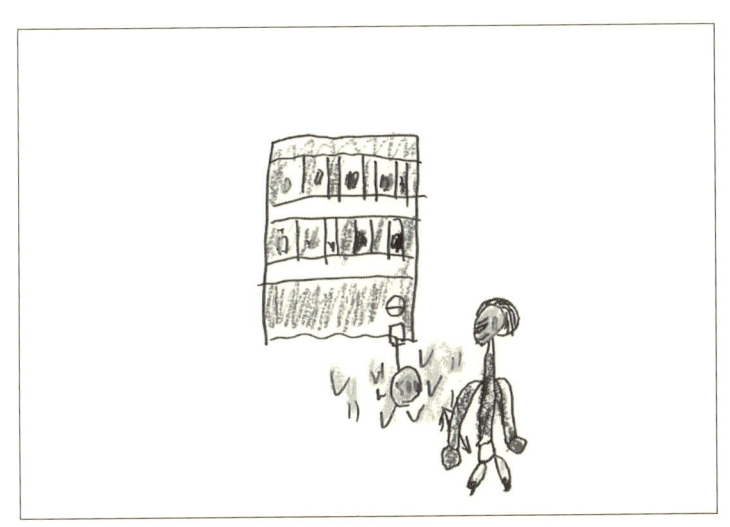

図25　自動販売機（横田ら，2017より）

大きな楽しみになっています。

　そのため草むらテストの描画に自動販売機が登場することがあります。その例が図25です。草むらテストの課題は、落とした500円を探すことなのですが、描画ではお釣りの取り出し口から500円が下に落ちてしまったかのような表現になっています。描かれた人物の右腕には矢印が描かれ、腕を動かして500円を拾おうとしている様子が描かれています。

　入院中の草むらテストの描画に自動販売機を描いたこの患者さんは、退院となり外来通院中に描いた草むらテストにも自動販売機が再び登場しました。患者さんは、病院にきて、自動販売機から飲み物を買って飲むのが、一時の安らぎになっているようでした。その意味では自動販売機が彼を支えている病院の象徴となっており、自動販売機から飲み物を買って飲むことが、病院に支えられていることを示しているようなのでした。

　以上の描画例では、課題としている描画の背後に、患者さんの願望などが現れてきてしまった例でした。次に「自分」の表現に歪みのみられた描画例をみてみましょう。よく見れば、図21、図23、図24は棒人間であり、図22は幼子のようであり、図25の手足のバランスは崩れていました。こうした程度の歪みは比較的よくみられます。実は、こうした描画よりもはるかに歪んで

いる表現も起こります。

●断片化の著しい描画（横田ら，2014）

　図26の描画例では、自分は「目」と「1本の指」だけで示されています。こうした表現は、この患者さんのみの独自の表現で、他に体験したことはありませんでした。500円と掴もうとしている指先、あるいは指先の指紋を拡大したものを描いたものは他にありましたが、この患者さんの描画では、500円を中心に目、指、円、光が周囲を囲う構図になっています。それは草むらに対して中空に浮いています。

　この患者さんは、この描画の前にも草むらテストを行っていますが、その際には自分の描画は、顔全体で描かれていました。それでも顔以外は描かれていませんでしたので、身体の断片化は進んでいました。そして500円は、ここにあるよと存在を明らかに示すように、黄色の光線が500円の周囲を囲んでいました。図26では、黄色は500円の内部に入り込み、全体が黄色に塗られ、その黄色は指にまで及んでいます。500円が指と一緒に黄色に染まることで、お互いに引きあっているようであり、目は指から切り離された、その様子に魅入られている。つまり見させられている。本来探す主体の自分が

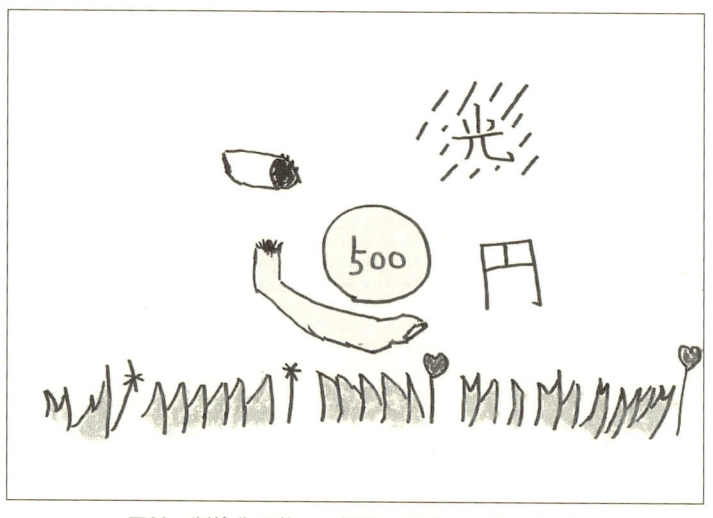

図26　断片化の著しい描画（横田ら，2014より）

主人公で500円はその目的であるはずなのですが、ここでの描画は500円が主体となって、その主体に自分の指と目が引き寄せられ、見させられている客体となっているようなのです。

● 目玉棒人間（横田ら，2015）

　次にもう少し人間に近い形態の描画例を紹介しましょう。身体は棒人間で、後は目だけが描かれた図27がその例です。

　図26でも、目だけが虚空に浮いていましたが、図27では目玉だけの棒人間でした。棒人間そのものは統合失調症の描画に比較的よく登場します。図11の逆U字型の身体は、最初は棒人間であったものに肉付けされてできましたし、図12は動きが描かれてはいますが棒人間でした。

　この患者さんの訴えは腹のタガが外れる、腹がボッテとするといった身体的な違和感が中心でした。そうした身体的な違和感が棒人間の原因と思われました。しかしそれでも目玉を描くことの説明にはなりません。目玉をよく見ると、虹彩が赤で瞳孔が青で塗られています。珍しい色使いです。虹彩の色と同じ色が地面にも一部使われています。虹彩の色は、その地面の色を反射しているということなのかもしれません。そしてその目玉は500円に視線

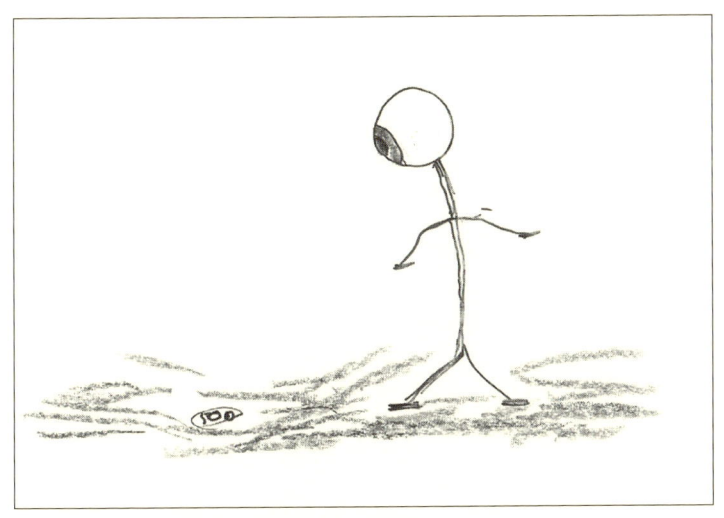

図27　目玉棒人間（横田ら，2015より）

を向けています。棒人間の腕の開き方、および躯幹の曲線は、500円が見つかってハッとした状態のようにみえます。発見して、凝視している「目」というようです。つまり500円に目線が引き寄せられてしまった。図26の説明した主客の逆転が起こっているように思えます。こうした事態は健常者でも同様に起こるでしょう。テレビ番組の「開運！なんでも鑑定団」に登場する鑑定依頼の人がよく口にするのが「一目ぼれして買ってしまいました」という台詞です。一瞬だけ、対象物と自分の主客の関係が逆転して、物に、買うようにとささやかれたかのように思うということなのだと思います。そうした体験を、視覚に限定すれば、目が対象に吸い寄せられた、というようなものになるのではないでしょうか。そしてそうした体験を絵にすると、目玉だけを描くということにつながると思えるのです。

● 身体から木が生える描画（横田ら，2015）

　棒人間に目玉という図27は、かなり独特な描画と思うのですが、図28の描画も独特な描画です。なんと身体から木が生えています。木が生えているのは、身体からばかりでなく、500円からも生えています。

　この患者さんの描画の「自分」の表現は、最初は棒人間でした。棒人間に

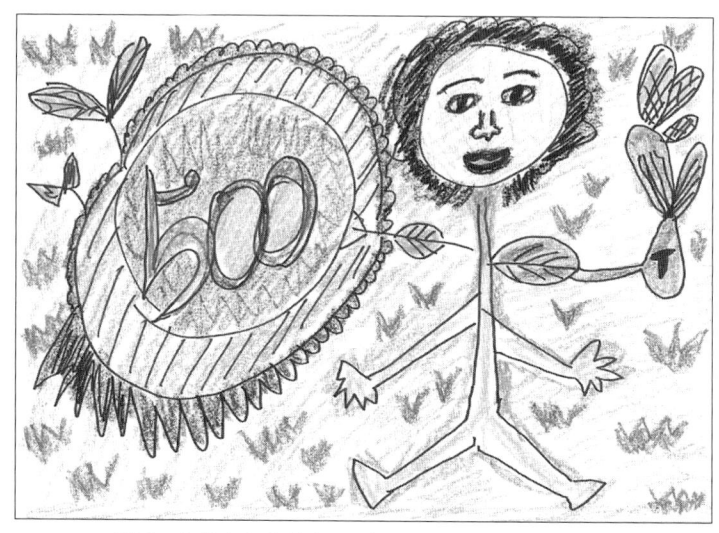

図28　身体から木が生える描画（横田ら，2015より）

肉付けされて裸の身体になりました。そしてその身体から新芽が生えているのでした。患者さんの説明は「草むらにいる自分です。500円玉が欲しいんです。儲けたいんです。（この後手をかざす）ここに誰かいるみたい。女の子、小さい子、病気で死んだ子、泣いている。私も泣きたくなる。供養して欲しい。お父さんお母さん、かまってくれない。供養に、500円玉欲しいって言ってる。お菓子屋さんに行って轢かれちゃった。500円玉、どっかへ行ってしまった」（横田ら，2015，p.8）というものでした。草むらテストの課題から離れ、独自の世界が語られました。どうして新芽が出ているのかは不明でした。亡くなった子が、新芽となって、地面から育ってゆく、500円はそれを手助けしている、といったようにも考えることもできるでしょう。患者さんの中には、樹木画において、新芽から木が成長し、大きな木になってゆくにつれ状態が改善することがあります。この患者さんも、この後徐々に改善してゆきました。

● I love you の描画（横田ら，2016）

　上記二つの描画例では、棒人間、あるいは棒人間から裸体になった描画でしたが、図29の描画例は着衣姿のものです。何が特徴なのでしょうか。それ

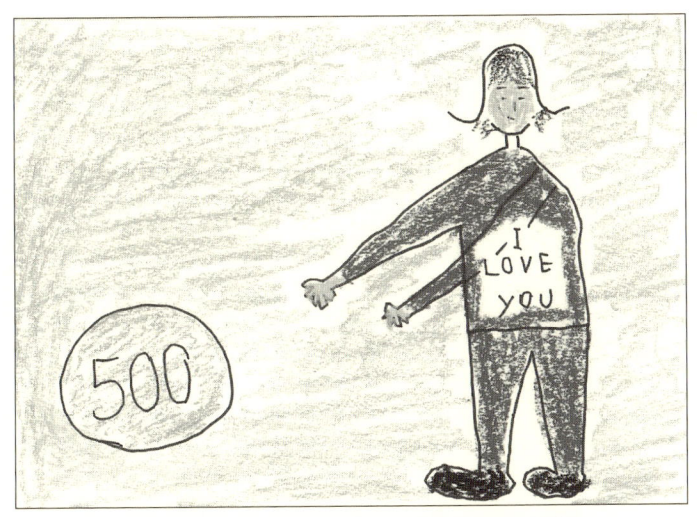

図29　I love you の描画（横田ら，2016より）

は「I love you」と入っていることです。

　「I love you」はお腹あたりに書かれており、空白の中に描かれていますので、衣服のロゴマークというわけではありません。この患者さんの心の中での声、あるいは信念です。この人物像は普通の人のようにみえますが、患者さんは、日頃新聞広告の裏に絵を描いており、その絵の中で図29の人物と同じ顔を描き「キリスト」と説明書きを加えています。長髪の顔のキリスト像が繰り返し描かれ、しかもそれを自分だともいうのです。つまり草むらテストの人物はキリスト＝自分であり、神である自分はあまねく全ての人を愛していると言いたいがために「I love you」という内言を明示しているのです。そうした神の自分が500円に腕を伸ばしていますが、500円は巨大であり、人物の左腕は肩の線から伸ばされ、その腕の線は腹部の線分と交わり、二重写しになっています。そうした描画の歪みには、無関心のようです。

● クローン人間の描画（横田ら，2018）

　次に人物が複数描かれる描画例を紹介しましょう。人物が複数描かれるのは、探す動作をアニメーションのように連続的に示そうとしているものとも思われます。しかし図30をみると必ずしも手足が明確に描かれず、人物らしきものがほぼ等間隔に並んでいます。この描画は図2の風景構成法を描いた患者さんが、風景構成法から22年経って描いたものなのです。図2は風景構成の羅列的特徴を示す例として紹介したものでした。図30の人物もほぼ等間隔で並んでいますので、草むらによって関係づけられているとはいえ、羅列的です。

　図30を描くとき患者さんは「これ人物が何人も出ちゃっていいんですか」（横田ら，2018，p. 12）と質問しました。人物を何人も出すということはどういうことでしょうか。一つ考えられるのは、複数の人物が500円を拾うのですから、それが全員クローンであるならば、その人数分の500円を手に入れたことになります。ここでは4名のクローンですから、合計で2000円になります。入院中の患者さんにとって500円は貴重であると上述しました。落としてしまった500円という危機的状況全体をクローン化して500円を手にできるならば、かえって儲かる仕組みになります。患者さんにとっては夢のような現実でしょう。そうした願望が、クローンを生んでいるのかもしれません。

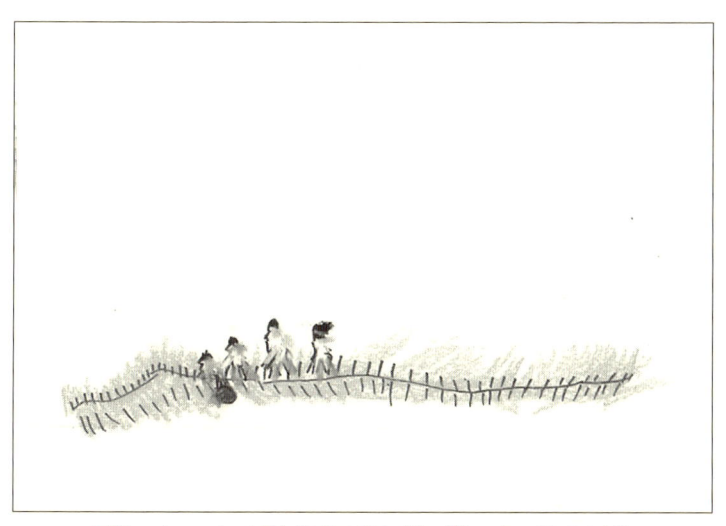

図30　クローン人間（図2の22年後）（横田ら，2018より）

　以上みてきたように、患者さんの描画は、それぞれ個性的であり、全体的な特徴として統一的視点の設定困難という特徴があるとして、さらに個々の描画の個性的な面を取り上げて解釈するとその患者さんの置かれている状態などが実によく理解できます。そうした読み取りが可能な点が草むらテストの面白いところです。

引用文献

三上直子（1979）統合型 HTP 法における分裂病者の描画分析：一般成人との統計的比較. 『臨床精神医学』8，79-90.

中井久夫（1970）精神分裂病者の精神療法における描画の使用：とくに技法の開発によって作られた知見について. 『芸術療法』2，77-90.

横田正夫・依田しなえ・宮永和夫・高橋滋・町山幸輝（1986）慢性分裂病患者の描画における構成障害. 『精神医学』28，621-627.

横田正夫（1994）精神分裂病患者の空間認知. 『心理学モノグラフ』22.　日本心理学会

横田正夫・伊藤菜穂子・青木英美・原淳子・湊崇暢（2006）慢性統合失調症患者にみられる特異な描画表現の臨床心理学的検討. 『日本大学文理学部心理臨床センター紀要』3，17-27.

横田正夫・青木英美・森村健一・原淳子（2007）慢性統合失調症の描画における家の象徴.『日本大学文理学部心理臨床センター紀要』4, 17-31.

横田正夫・服部卓・青木英美・湊崇暢・原淳子（2008）長期入院患者の描画に現れるライフサイクル的なテーマの変遷.『日本大学文理学部心理臨床センター紀要』5, 19-30.

横田正夫・青木英美・小野建二・湊崇暢・原淳子（2014）描画に著しい断片化のみられた2症例の検討.『日本大学文理学部心理臨床センター紀要』11, 5-24.

横田正夫・青木英美・湊崇暢・小野建二・道行隆・原淳子（2015）棒人間の描画を続けた統合失調症2症例の臨床心理学的検討.『日本大学文理学部心理臨床センター紀要』12, 5-28.

横田正夫・青木英美・小野建二・原淳子（2016）神を描いた統合失調症患者の臨床心理学的検討.『日本大学文理学部心理臨床センター紀要』13, 5-28.

横田正夫・青木英美・小野建二・原淳子（2017）草むらテストにおいて自動販売機を描いた統合失調症の2症例の臨床心理学的検討.『日本大学文理学部心理臨床センター紀要』14, 5-24.

横田正夫・青木英美・道行隆・原淳子（2018）草むらテストで分身を描いた統合失調症患者の臨床心理学的検討.『日本大学文理学部心理臨床センター紀要』15, 5-18.

第3章　樹木画と病棟認知地図

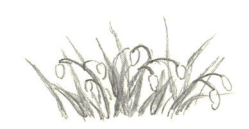

　草むらテストを使用した統合失調症の患者さんの描画では、草むら、500円、自分を関係づけるように教示しても、それぞれが相互に分離して並列される傾向が認められていました。しかし、例えば樹木画のように、幹、枝、そして実といった描画要素が、もともと空間的に密接な関連性をもっている場合には、どのように描かれるのでしょうか。

　また、患者さんが入院している病棟については、どこに何があるかは普段迷うことがないので、病棟の空間的な知識を獲得していると思われます。絵に描き表したとき、その病棟空間にかかわる知識はどのように表現されるのでしょうか。

　このようなことを確かめるために、統合失調症の患者さんに、「実のなる木を描いてください」と教示して木の絵を描いてもらい、同時に「病棟の中に何がどこにあるか上から見たように描いてください」と教示し、病棟認知地図を描いてもらいました。

　通常、樹木画は非常に短時間で完成させてしまいます。あまりためらうことがありません。しかし場合によっては思い浮かびませんと言う人もいます。窓の外に見える木を参照しているらしい人も稀にいます。そして何の木かを尋ねると「リンゴの木」と答えることが多いですが、「家にあった柿の木」と答える人もいます。つまり木を描くときには、自分の家にあった木を具体的にイメージしている人もいるようでした。

　病棟認知地図も多くの人はためらいなく描いてくれます。どこに何があるか比較的詳細に描いてくれる人もいますが、ごくわずかの一部を描く人もいます。しかし場合によっては難しい、といって描かない人もいます。

　では、統合失調症の患者さんが実際に描いた絵を紹介しつつ、いくつかの具体的な事例をみてみましょう。

患者さんの描画例

● 47歳男性

　図31は47歳男性の統合失調症患者さんの描いた樹木画と病棟認知地図です。図の左側の樹木画は幹が二線で描かれ、その幹に二線の枝がつけられています。さらに実が枝につけられています。二線幹の幹は、上端で右に屈曲し、先端は開放のままです。その屈曲したところからさらに上に二線枝が付け足されていますがやはり先端は開放のままです。幹につけられた二線枝の先端は鋭く閉じています。幹に接合するべき部分はわずかに離れています。枝に付け足された枝は、二線枝となっています。しかしその付け根はしっかりと接合してはおらず、そしてその先端は開放のままです。二線枝には実がなっています。その実のつけ方に特徴があります。一部の実は枝の上側につけられているのに気づくと思います。通常実は重いので枝の下側につけられるのが普通です。しかしここでは重力に反して上に垂れるようにしてつけられます。このような実のつけ方は空間倒置として知られる特徴です。このようにこの樹木画は、幹、枝、実の相互の関係が、本来接合しているべき部分が接合しておらず、空間が逆転したような実のつけ方になるというように相互に独立したかのようなものとなっていました。もちろん、一見すると相互の関係は木の形態をなしているのは明らかなのですが。こうした特徴は草むらテ

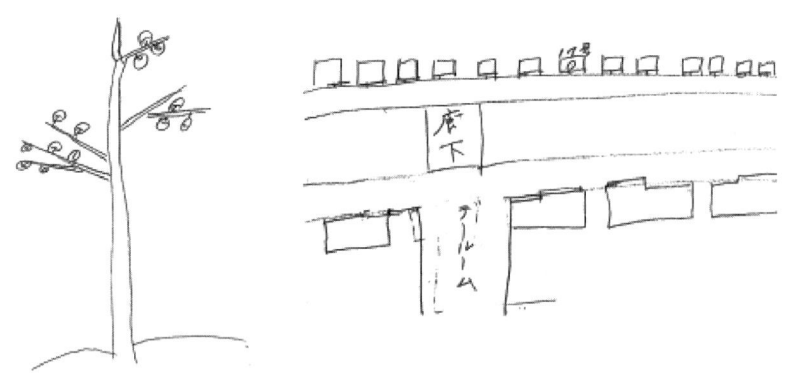

図31　47歳男性

ストにおいて描画要素が相互に独立していた特徴に対応すると思われます。

では同じ人の認知地図はどうでしょう。図31の右側が病棟認知地図です。下半分に廊下が描かれ、廊下の中ほどに広くデールームと書かれたスペースがあります。このスペースが最も広くとられていますので、病棟の中の重要な場所として位置づけられていることがわかります。しかしこのデールームは閉じられた空間となっていません。開放のままです。このデールームとT字になるように二線の廊下が示されています。この廊下の両端も開放のままです。この廊下の下側に四角が付け足されています。これらは病室を示しています。部屋と部屋の間には空間があいており、閉じられていません。デールームからそのまま伸びたところに「廊下」と記された四角の空間があります。これは両端が閉じています。この「廊下」にTの字となるように二線が描かれています。これは廊下です。この廊下の両端もやはり閉じていません。廊下の上方にやや小さな四角が並んでいます。これらは病室です。これらの中に17号と書かれた部屋があり、丸がつけられています。ここがこの患者さんの部屋ということです。これらの病室もやはり相互に空間をあけて並べられています。このようにこの地図の特徴は廊下を中心にして、廊下の片側に、部屋が並んでいるというものです。しかし廊下の先端は閉じていません。こうした特徴は、樹木画で二線枝の先端が開放であり、幹との付け根に空間があいているのと同様な特徴と思われます。

つまりこの患者さんの描画は、全体を一つにまとめることができず、樹木画では幹、枝、実を、病棟認知地図では病室、廊下をそれらしい位置に並べることで済ませていると理解できます。部分を単に並置しているにすぎないのです。

● 28歳男性

次の描画例をみてみましょう。図32は28歳男性の統合失調症患者さんの樹木画と病棟認知地図です。図の左側に示した樹木画は、二線の幹の上端は開放のままです。下端は根になっていますがやはりその先端は開放のままとなっています。この樹木画の特徴は、幹の二線のそれぞれの線の先端から一線の枝が出ているということにあります。幹の左側の線の先端からは4本の単線が放散状に広がっており、右側の線の上端から一線の枝が出ており、それよりやや下方から一線の枝が出ています。そしてそれぞれの枝には複数の実

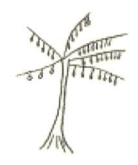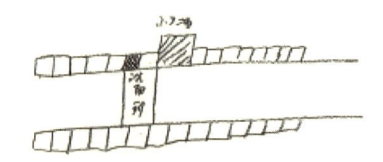

図32　28歳男性

　が等間隔になるように並んでいるのがわかります。つまり、幹を示す二線の先端はいつの間にかそれぞれ独立したものとなり、枝の根元となっています。幹の二線は、上端において、一線ずつ並置されているにすぎないということであり、枝はその幹の線に単に接合していることになります。そして実は、枝に沿って規則的に並置されています。幹、枝、実のそれぞれが接合してはいるとしても、それらの基本的な関係は並置されているということになります。

　では病棟認知地図はどうでしょうか。

　右側の認知地図を図31と比べてみると奇妙にみえます。というのも図31では二線で示されていた廊下が、図32では一線で示されているからです。樹木画の枝が一線になっていたのと同様に廊下が一線になってしまいました。そしてこの一線の廊下に沿って病室を示す四角が一つずつ順番に付け加えられています。それは下側の病室も、上側の病室も同様です。そして上部と下部をつないでいるのが洗面所として示されている四角の空間です。図31では上部と下部をつないでいたのが「廊下」であったのと対比的です。この患者さんにとって廊下は存在しないかのようなのです。存在しているのは病室、洗面所であり、やや大きく描かれ、斜線を引くことで強調されている風呂場でした。斜線が描かれているのがもう一ヵ所あり、それはこの患者さんの自室でした。つまりこの患者さんの病棟認知地図は病室を連ねることで完成しており、廊下に沿って病室が並んでいるわけではないということです。

描画特徴の相違点と共通点

こうしてみてみると図31に示した病棟認知地図と図32の病棟認知地図には大きな特徴の違いがあることに気づきます。つまり図31では廊下に沿って病室を並べるのであり、並べるための、あるいは移動のための廊下が重要であったということです。それに対し図32では、病室、洗面所、風呂場が並置されているだけであって、移動のための廊下がないのでした。廊下に沿って歩くことで出会う病室を描くということではなく、病室そのものが重要なのでした。それは患者さんにとって、病室そのものが、自身の空間として重要なのだと言っているようなものであり、他者との交流がまったく意識されていないということなのでしょう。とはいうものの病室そのものは並置されているだけですので、外壁を示す全体的な枠組みは存在しません。外壁を示す全体的な枠組みのない点では図31と図32は共通しています。

図33では、図31と図32に対比的に病棟認知地図をみると、病棟全体の枠組みは描かれていることがわかります。図33は38歳男性の統合失調症患者さんの樹木画と病棟認知地図です。この図では、先に病棟認知地図をみてみたいと思います。

図33の右側にある病棟認知地図は病棟全体を示す枠組みが描かれています。しかしその枠組みがうまく機能してはいません。というのも、廊下や病室は、

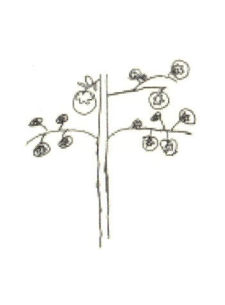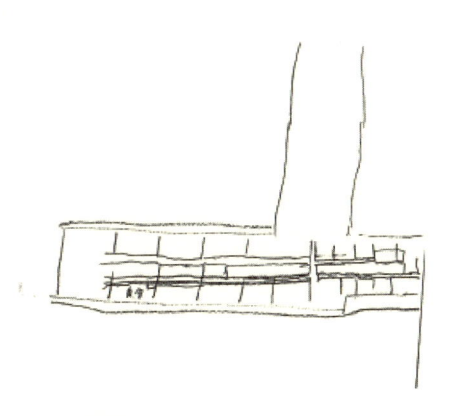

図33　38歳男性

病棟の枠組みの線から離れて描かれており、病室の壁は開放のままで、病棟を示す外壁にうまく接合していないからです。さらには廊下を示す二線も開放のままで病棟の外壁に接合していないのは図から明らかです。こうした病棟全体と部分の関係のアンバランスさは、樹木画にもそのまま対応して現れています。

　図33の左側の樹木画をみると、幹を示す二線は平行線となっており、その上下は開放となっています。その幹に一線の枝が直交するようにして描かれています。その中で、一つの実が幹に接合しており、その実は他の実に比べると目立って大きくなっています。一線の枝に接合されている実は、枝の上部にもつけられており、図31で述べたような空間倒置の実となっています。図32のように実が規則的に並ぶのではなく、一つひとつの実が、それぞれで自身の存在を強調しているようにみえます。そして多くの実は、蔕の描き方をみると実を蔕のほうから見ているようなのであり、幹枝が側面からの視点で描かれているのに対し、実はそれとはまったく別の視点から描かれていることになります。

　ここにも全体を一つの視点から統合することができず、それぞれの個々の対象に対して独自の視点で部分を描いているという特徴が示されています。

　図33の病棟認知地図は、病室を全体的に、病棟の枠組みの中に描いていますが、より単純化して部屋の一部のみを描くと図34のようなものとなるでしょう。

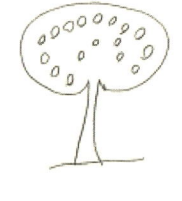 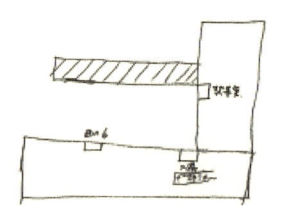

図34　42歳男性

図34の病棟認知地図は病棟全体の枠組みを描いていますが、その中にある部屋はごく一部のみで、多くは空白の空間として示されています。図34は42歳男性の統合失調症患者さんの描いたものです。この患者さんは病棟の中の「喫茶室」、入湯とありますので「風呂場」、そして「ナースセンター」、「自室」の四つの部屋しか描きませんでした。つまりこの患者さんにとって病棟は四つの部屋によって代表され、他はまったく存在しないかのようなのです。病棟内の部屋が孤立して示されていることになります。

　この患者さんの樹木画はどうなっているのでしょうか。

　図34の左側に示したのがその樹木画です。この樹木画は図31〜図33の樹木画と異なり、樹冠が描かれています。幹があり、その幹から丸く樹冠が描かれています。つまり樹冠という形で木の全体を描けているとみることができます。しかしよくみると幹の二線が直接樹冠の線となり、幹と樹冠が一筆書きで描かれています。樹冠で覆われた中に丸が無造作に並列しています。実は、円形に近いもので実のようにみえますが蔕があるわけではなく、また丸の形態も丁寧に閉じられているものではありませんでした。つまり樹冠の中に想定される枝になっていると思わせる実の描き方ではなく、樹冠とは無関係に、ただ単に実が虚空にあるかのようなのです。

　こうした実の描き方は、病棟認知地図において、個々の病室が病棟の中に位置づけられておらず特定の病室のみが独立して描かれていることに対応しています。

　実が樹冠の中にあるかのようにみえるにしても、樹冠として示されている線は、その輪郭を示しているにすぎず、樹冠の中に想定される枝はまったく考慮されていないのでした。ここにも全体と部分をつなぐ仕組みが存在しないことは明らかで、全体を示しているようにみえるにしても、それは枠組みを部分化して示しているのであり、枠組みが部分を統合するための機能をもっているわけではなかったのでした。枠組みが、部屋の並列と同様に、部分として並列されているにすぎませんでした。

　統合失調症患者において部分が全体に統合できないのかというとそうでもありません。部分を全体に統合できる人もいるのです。そうした例が図35の描画です。この描画は33歳男性の統合失調症患者さんから得られました。

　図35では、樹木画は、図34と同様に樹冠が描かれています。しかし図34の樹冠と異なるのは、この樹冠が円状ではなく雲状であるということです。雲

状の樹冠は健常者の樹木画に一般的なものです。とはいうものの図35の雲状の樹冠は二重になっており、樹冠の中の幹の上方は開放であり、枝は幹に接合しておらず、実は蔕（へた）があるにしても、実の線が閉じていません。こうした細部の開放の表現があるとしても、全体的には、樹木画は健常者の描くものに近いといえます。

　病棟認知地図はこれまで示したものと明らかに違っています。それは病棟全体の枠組みを区切るようにして病室が示されているということです。病棟全体に病室が明確に位置づけられています。そうした中で自身の病室も斜線で示され、食堂のテーブルは、具体的に整然と並んでいるといったようになっています。部分が全体との関係で整合的に示されています。こうした認知地図は健常者の描くものに近いものといえます。

　こうした描画が時に得られるにしても、その一方で、部分のみが強調される描画もあります。それは草むらテストで500円のみを描いていた図14に対応するものです。具体例をみてみましょう。

　図36の描画の病棟認知地図は、自室のみを描いたものでした。この描画は31歳男性の統合失調症患者さんから得られました。彼は「病棟認知地図は難しい」と言って自室のみを描きました。自室に四つのベッドがあり、その一つ、右下のものが自身のベッドであることが示されています。この患者さんにとって、自室の、自分のベッドが重要だったと思われます。全体を捉える視点が設定できないばかりでなく、設定できたのは、自室の中のベッドを捉える視点といったように非常に狭いものでした。この患者さんの樹木画は葱坊主のような形態であり、幹は樹冠と一緒になったようなひと固まりであり、実はそれに並列されていました。

　この描画よりもさらに単純化されているのが図37の描画です。図37の描画は27歳男性の統合失調症患者さんから得られました。この患者さんの描画は、病棟全体は描けないので食堂を描くと言って描いたものでした。しかし、食堂で描かれたのはテーブルの配置のみであって、食堂を示す枠はありません。図36では自分の部屋のみを描いたのでしたが、それにしても病室を示す四角の枠組みは描かれていました。しかし図37ではそれすらもありません。

　そして樹木画は、図36では幹は二線で示されていましたが、図37では幹は一線になり、一線の先端から一線の枝が放散状に広がって並置されています。根も幹を示す一線の下端からやはり放散状に広がって並置されています。図

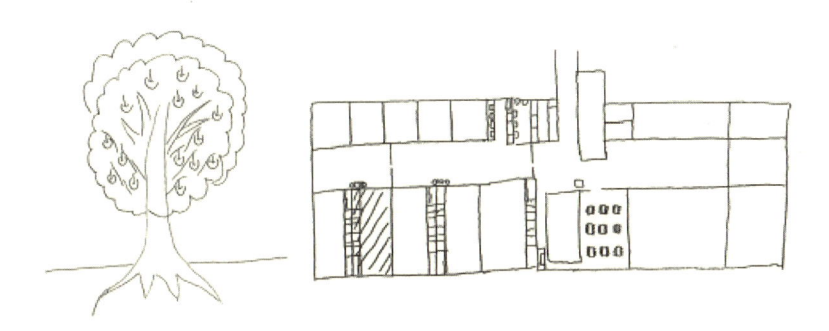

図35　33歳男性

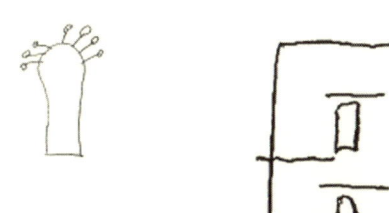

図36　31歳男性（自分の部屋）

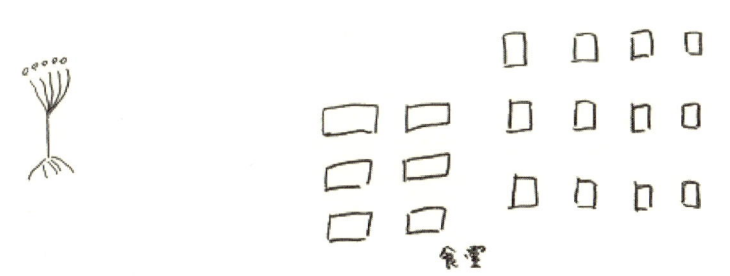

図37　27歳男性（食堂）

37は、部分化が進行し、全体を捉える視点は設定が難しく、幹、枝も単線で描くといったように、極めて単純化されたものになりました。

　こうしてみますと統合失調症の患者さんの描画の特徴は、描画要素の並置ということにあり、全体に部分を位置づけることが苦手であるということになります。全体に部分を位置づけられないということではなく、図35のように、位置づけられる人もいるにはいますが、それにしても部分に歪みが残されているということは注目すべきことでしょう。

病棟認知地図の三つのタイプ

　以上のようにみてきますと病棟認知地図には大きく分けて三種類あることになります。すなわち、①廊下を描きそれに沿って病室を描き加えるもの、②部屋を一つひとつつないでゆくもの、③全体を描いてそれを区切って部分を示すもの、の三つです。①は道に沿って出会う場所を描いてゆくということなのでルートマップ（Ｒ型）と呼ばれるものに相当し、③は全体の中に部分を位置づけますのでサーベイマップ（Ｓ型）と呼ばれるものに相当します。発達心理学では認知地図はルートマップからサーベイマップへと発達すると教えています。つまり発達早期のルートマップと発達したサーベイマップが統合失調症の患者さんの描画に得られているということになります。それに対し、ルートなしで部屋の並列で認知地図を完成するものを統合失調症の患者さんに独特な認知地図の描き方（統合失調症に独特なサーベイマップ）としてＳＳ型と命名したことがありました。そしてＳＳ型は、健常者にはみられず、また非統合失調症患者にもみられず、統合失調症患者に独特なものでした（横田ら，1985）。Ｓ型、Ｒ型、ＳＳ型の出現数は表2に示しました。この表に示したようにＳＳ型は統合失調症患者に出現数が多く、特徴的でした。

　ＳＳ型が統合失調症の患者さんに独特であると紹介しましたが、こうした描画をする患者さんが全体を理解していないわけではなさそうです。ある患者さんは、病棟の認知地図を描くときに部屋を連ねていきました。廊下を挟んで向かい側にある部屋も同様に連ねていって最後に言ったのは「ここは本当は一緒になるんですけどね」というものでした。得られた部屋の並びは、最後の部屋の位置が大きくずれていました。病棟の部屋の並びは、最後は合わなければいけないことは理解しているのでした。しかしそれを描画で実現

表2 病棟認知地図の描画特徴の出現数（横田ら，1985より改変）

	統合失調症患者（26名）	健常者（52名）
S型	10名（38.5%）	52名（100%）
R型	4名（15.4%）	0名（ 0%）
SS型	12名（46.2%）	0名（ 0%）

することはできませんでした。1週間後にも同じ患者さんに同じ病棟地図を描いてもらいましたが、得られた認知地図は、やはり最後のところで二つの部屋の並びの位置が大きくずれたものでした（横田ら，1985）。この患者さんの描画の意味していることは、部屋を一つひとつ並べてゆくことはできるが、その並びを全体に合わせて調整することができないというものでした。

　病棟認知地図では、長期入院の慢性統合失調症患者さんの描くものでは、図37は食堂の机の並びが四角の並列で示されていましたが、これとまったく同様に、病室が四角で示され、それがここの机のように並ぶ例もあります（横田ら，1986）。病棟内で長く生活したことが認知地図を詳細なものにしてゆくことにはならないのでした。こうした病室が一つひとつの四角として並べられる特徴は、草むらテストで示したように、描画要素を部分的に並べることはできても全体を統合できないという統合失調症の特徴に一致するものです。

樹木画の描画特徴

　樹木画にはどのような描画特徴があるのでしょうか。

　ここで樹木画に戻ってみてみましょう。樹木画の描画特徴について調べたことがあります。表3に示したのがその主な結果です。

　この表は統合失調症患者67名、統合失調症気質者49名、非統合失調症気質者107名の樹木画の描画特徴を比較したものです。統合失調症気質者と非統合失調症気質者については説明が必要でしょう。質問紙性格検査の中にMMPI（ミネソタ多面人格目録）があります。このMMPIの尺度の一つにSc尺度があります。この尺度は統合失調症尺度です。一般的にT得点の55以上をMMPIでは高い値とみなしますので、Sc尺度のT得点55以上のもの

表3 統合失調症、統合失調症気質、非統合失調症気質における樹木画の描画特徴の出現数（横田，1992の主要項目のみ）

	①統合失調症（67名）	②統合失調症気質（49名）	③非統合失調症気質（107名）	①×②	②×③	①×③
幹下開	37名(55.2%)	22名(44.9%)	37名(34.6%)	—	—	*
樹冠円形	10名(14.9%)	2名(4.1%)	5名(4.7%)	*	—	*
枝なし	16名(23.9%)	6名(12.2%)	10名(9.3%)	—	—	**
全・一部一線枝	18名(26.9%)	7名(14.3%)	10名(9.3%)	—	—	**
全二線	33名(49.3%)	36名(73.5%)	87名(81.3%)	**	—	***
幹枝関係表現なし	16名(23.9%)	7名(14.3%)	13名(12.1%)	—	—	*
枝間関係表現なし	32名(47.8%)	11名(22.4%)	24名(22.4%)	**	—	**
枝の立体表現	6名(9.0%)	13名(26.3%)	37名(34.6%)	*	—	***
具体的な葉	13名(19.4%)	11名(22.4%)	50名(46.7%)	—	**	***
実と葉の空間倒置	13名(19.4%)	0名(0%)	6名(5.6%)	**	—	***
地平描画	5名(7.5%)	16名(32.7%)	38名(35.5%)	***	—	***
樹の構成的表現	56名(83.5%)	43名(87.6%)	104名(97.2%)	—	*	**
ぬりこみ	11名(16.4%)	22名(44.9%)	51名(47.7%)	***	—	***
背景描写	8名(11.9%)	10名(20.4%)	27名(25.2%)	—	—	*

- ns, * $p<.05$, ** $p<.01$, *** $p<.001$

を統合失調症気質者、それより低いものを非統合失調症気質者と定めました。統合失調症患者は、医師によってその診断がつけられたものからなっています。

　この表から明らかなように、統合失調症患者は、統合失調症気質者・非統合失調症気質者との間に比較的多くの項目において差が認められました。主なものをみますと、樹冠円形が多く出現し、枝間関係表現なしが多く出現しています。全・一部一線枝も多く出現し、実と葉の空間倒置も多く認められました。その他のものは出現率が少ないという特徴をもったものでした。

樹冠円形は図34にみられていました。全・一部一線枝は図32、図33、図36、図37にみられていました。図32、図36、図37には枝関係表現なしの特徴がありました。実と葉の空間倒置に相当するのは図31、図33にみられていました。つまりここで例示した図は、統合失調症患者の樹木画で出現数の多い特徴を有していたことになります。

引用文献

横田正夫・町山幸輝（1985）精神分裂病患者の病棟認知地図.『臨床精神医学』*14*, 821-830.

横田正夫・依田しなえ・宮永和夫・町山幸輝（1986）長期入院の精神分裂病患者における認知地図の断片化.『精神医学』*28*, 621-627.

横田正夫（1992）バウム・テスト：分裂病スペクトラムに対応する歪んだ描画表現.『精神科治療学』*7*, 249-257.

第4章　視点変換課題

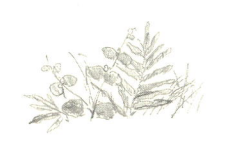

　これまで草むらテスト、樹木画、病棟認知地図についてみてきました。これらの三つの描画法を使って統合失調症の患者さんの特徴を調べてみると、どうも個々の要素を並べるように描画する傾向があり、個々の描画要素を全体的な視点からうまくまとめることができないようです。個々の描画要素を捉える視点と全体を捉える視点とがスムーズに移動できれば、この問題は解決すると思われます。図15、16（26頁）で示しましたように、人物を捉える視点をそのまま後ろに面して全体を捉える視点にまで移動できれば、つまり前後に視点を移動できればよいことになります。統合失調症の患者さんは図20（27頁）に示したように個々の対象物を捉える視点を横には移動できるようですが、前後の方向への視点移動は苦手なのでしょうか。

　このことを調べるために視点変換課題を考えました（横田ら，1988）。この課題は発達心理学者のピアジェが考えた三山課題を参考にしたものです。検査者と統合失調症の患者さんが向き合って座り、テーブルの上に台を置いて、その上に3個の積み木（円柱と、角が丸くなっている三角柱と四角柱）を三角形になるように配置します。そしてまずは患者さんからみて、見たままの見えを描くように求めます。描き終わりましたら用紙を裏返してもらって、そこに今度は、検査者からみて三つの積み木がどのように見えるかを想像して描いてもらいます。つまり心の中で視点の移動が前後にでき（さらに180度回転して向きを変える視点に移動でき）れば、検査者の視点からの見えの描画が可能になると考えられます。

　では得られた描画の具体例をみてみましょう。

健常者の描画例

まず健常者の例をみてみましょう。図38が健常者の描画例です。

図38の左側の絵が自身からみた見えの描画、右側の絵が検査者の視点を想

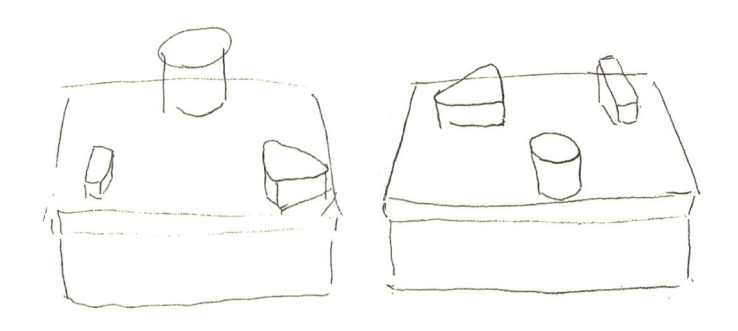

図38　健常者（正変換：左が見た目）

像してそこからの見えを描いたものです。この例は、台まで描いていますので、どのように積み木が配置されているかが比較的わかりやすいと思います。台の上に3個の積み木が載っています。この課題は、図38を見てわかると思いますが、3個の積み木の配置が視点変換によって変化するばかりでなく、個々の積み木も見えが変化します。一番顕著なのが三角柱で、三角の一つの角が自身の見えと、検査者の見えとで違ってきます。そこを描き分ける必要があります。

　図38の描画では3個の積み木の配列は上下左右に変換し、三角柱の角が、左では手前にありますが、右では奥にあるように変換しています。つまり積み木の全体的配列も、それぞれの積み木の向きも正確に変換されている描画でした。

　この図38を参照しながら統合失調症の患者さんの描画をみて、比較してみたいと思います。

患者さんの描画例

●横一列

　統合失調症の患者さんの描画では、驚いたことに横一列に積み木を描くものがありました。

　図39がその例です。左側が患者さん自身からの見た目の描画、右側が検査者の視点を想像してそこからの見えの描画です。この描画の興味深い点は積

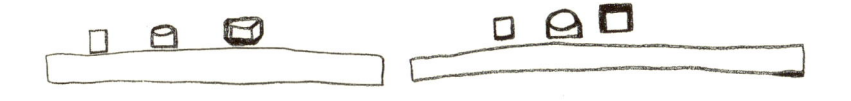

図39　横一列の配列

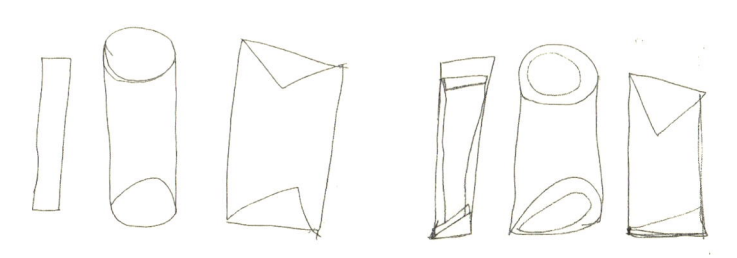

図40　横一列の配列

み木が置かれた台まで描かれていることです。台が四角で示されていますので、側面から見ていることになります。側面から見るということであれば、3個の積み木が横一列なのもうなずけます。しかし、個々の積み木は台から浮いているように描かれていますし、自身からの見た目の描画では、円柱と三角柱の上面が見えていますので、積み木は完全な側面図ではありません。検査者からの見えを描く際には、円柱の上面は再現されていますが、四角柱も三角柱も四角で示されて平面化してしまいました。

　図40も横一列の例です。3個の積み木の並びは、左側の自身からの見た目のものと、右側の検査者からの見た目のものとがまったく同じに描かれています。この描画の特徴は、円柱と三角柱の上面と下面がともに描き込まれていることです。検査者の見えの描画の四角柱も同様です。見た目の視点は斜め上にあるので、上面は見えるのですが、下面は台に接していて見えないはずです。統合失調症の患者さんの描画に透視図がみられることがあります。それは背後にあるものが二重写しで描かれてしまうもので、人間でいえば内臓までもが透けて見えるような描画のことです。ここでの描画は下面が透けて見える表現になっているのでした。

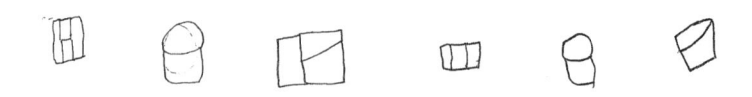

図41　横一列の配列

　次に図41をみてみましょう。これも横一列の配列の例です。左側の3個の積み木が患者さん自身の見た目の描画であり、右側の3個の積み木が検査者の視点からの見えの描画です。自身の見た目の描画で、円柱の左にあるのが四角柱、右にあるのが三角柱を描いたもので、独特な表現です。四角柱については全体が四角で描かれており、その中央にHの文字が入っているような形態になっています。四角柱の角を少し削って、角をなくしている積み木のその特徴を二線で示しているのかもしれません。あるいは上部にみえる四角をHの上半分で示したのかもしれません。いずれにしても四角柱が二次元化しています。三角柱についてはそれらしく見えるのは、四角の中で区切られている領域に三角形があるためです。しかしそれにしても二次元化した図になっています。3個の積み木それぞれの立体感を描き出すことができていませんでした。右側の検査者の見えの描画についても同様に、積み木に立体感をもたせて描くことができず、二次元化してしまっています。

　以上の描画は3個の積み木が一列に並んでいる、ということは示されています。草むらテストで草むら、500円、自分がそれぞれ空白の空間をあけて並列されているのと同じです。草むらテストではそうした並列が、草むら、500円、自分を「思い描く」ときに起こってきていると想定しましたが、ここで示している描画は、そうとばかりはいえないことを示しています。つまり患者さんの中には、三つの積み木の空間的配列を「見たまま」描く際にも並列化が起こる者がいるということです。それは側面図を描く、ということで解決しているということにはならないらしいことも示されました。つまり台から浮いて描いてしまったり、見えないはずの積み木の下面も描き込んでしまったり、見た目の積み木も二次元化してしまっていたからです。

●同構図

　次に見た目の描画は比較的正確に描かれている例をみてみましょう。図42をみてください。左半分が、患者さん自身の見た目の描画です。積み木の三角柱と四角柱の角の丸みが正確に再現されているのがわかりますし、3個の積み木の配列は三角形になっています。しかし検査者からの見えを描いた右半分の3個の積み木の配列は、自身の見た目のものとまったく同じです。四角柱と三角柱はいずれも四角形で示されているのみなので、実際はどちらがどちらともいえないのですが、左の四角形が縦に長く、右の四角形が横に長いので、それらが四角柱と三角柱のそれぞれの一面を捉えたものと考えてもよさそうです。とすると、患者さんは検査者の視点から個々の積み木をみると、そのような積み木の一面が見えると想定していることになり、自身の視点から検査者の視点に移動すると個々の積み木の見えが違ってくるという理解はしていることになります。しかしその変化を正確にイメージすることはできていません。つまり患者さんは、視点が変わると、個々の積み木の見えにも変化が生じることについてはある程度理解しているようですが、それを正確に再現できず、そして全体の構図が自身の見えから変化することには気づかないようです。

　次に図43をみてみましょう。左側の患者さん自身の見た目の描画は一列に並んでいるようにもみえますが、わずかに円柱が奥にあるように配置されています。そしてこの図も、患者さん自身の見た目と検査者の見た目の描画が同じ構図になっています。つまり、自身の視点からのものと同じものを検査者も見ていると考えています。

　この図で特徴的なことは、それぞれの積み木を描いたものの下側にさらに四角の線が描き加えられています。これは一体何でしょうか。患者さんの説明によれば、積み木を載せた台に映った積み木の影ということです。台に映った影を描いたのは、統合失調症の患者さんにしかみられませんでした。

　同種の描画は図44にもみられます。患者さん自身からの見えの描画では、3個の積み木のそれぞれの下に二線が描かれていますが、それが何を示しているのかは不明です。検査者の視点からの描画では、四角柱、円柱、三角柱の上への重なりが現れています。患者さんの説明によれば、自身からは見えない側面を、四角を上に重ねることで表現したとのことでした。検査者の視点からしか見えない面があることは理解しているようです。ただ3個の積み

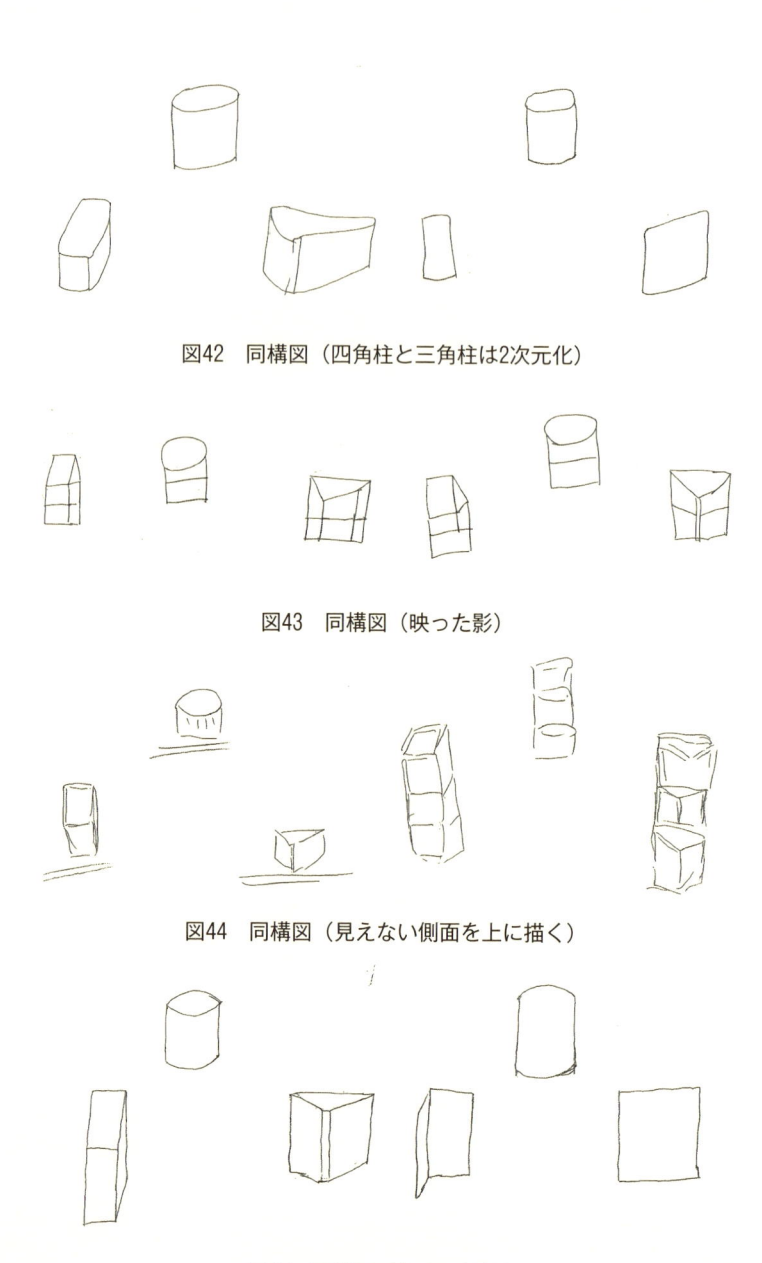

図42　同構図（四角柱と三角柱は2次元化）

図43　同構図（映った影）

図44　同構図（見えない側面を上に描く）

図45　同構図（部分の解体）

木の空間的関係は、自身の見えの描画も、検査者の見えの描画も同じ構図でした。

　この描画も図43と同様に、3個の積み木の空間的関係は、視点の移動によって変化しないということを示しています。

　さてもうひとつ同構図となっている描画を紹介したいと思います。図45がそれです。図45の左半分は自身からの見えの描画です。この描画の三角柱に注目してください。三角柱の手前の角が取れています。これはこの積み木のもともとの特徴であり、空間構成も3個の積み木が三角形になるように並べられ、正確です。しかし、右半分の検査者からの視点を想定して描いたものでは、3個の積み木の配置は、自身からの見えの構図と同じになっています。さらに円柱は輪郭だけ、四角柱は二面だけ、三角柱は一面だけが描かれています。それぞれの積み木の立体が、特に四角柱が、一部に解体して示されています。円柱と三角柱は二次元化してしまいました。

　この描画でも、3個の積み木の配置は同じであっても、検査者の視点に立ったとき、何らかの見えの変化が個々の積み木にはあるとの理解はあるようなのですが、それを正確には捉えきれていないようです。

●その他のパターン

　患者さん自身の視点からの見えと、検査者の視点からの見えとで変化すると理解をしているらしい他のパターンの描画もあります。例えば、図46の描画です。この図でも、自身の視点からの見えの描画では、四角柱と三角柱のいずれにおいても角が削られていることが正確に再現されています。見たままを描く際には、知覚的な再現には問題がありません。しかし検査者の視点に立って見た描画は、積み木が一列に並んでしまいました。しかも個々の積み木の向きは、自身の視点からの見えのものと一緒で、そのまま再現されました。

　さらに別のパターンを図47に示します。この例では、自己からの見えの描画は、台の上に載っている側面図になっています。しかし積み木のそれぞれの上部は四角、丸、三角と見えるように描いていますので、この部分だけはやや上からの視点での見えを描いています。同じ一つの描画の中に、多視点が含まれていることになります。多視点の特徴がより顕著になるのは検査者の見えの右側の描画です。台の蓋部分が下に移動しています。そしてその蓋

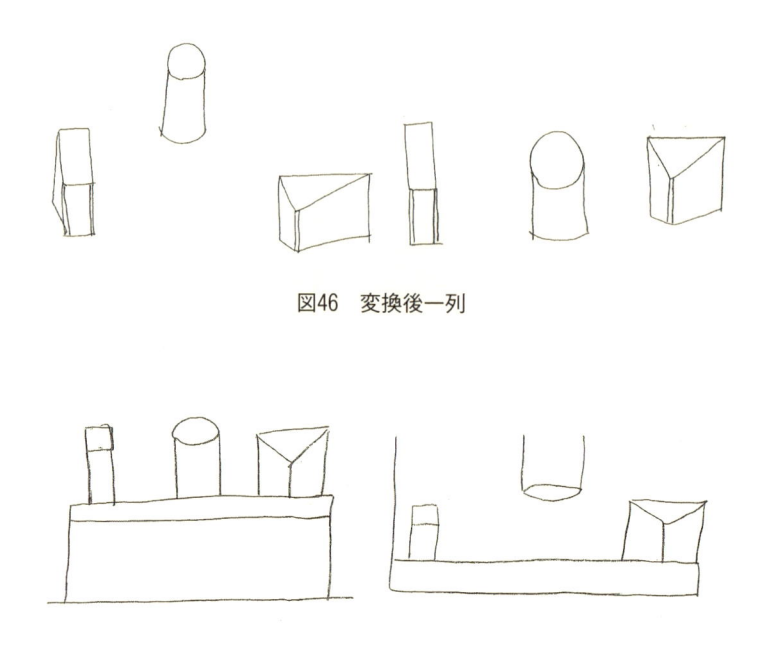

図46　変換後一列

図47　多視点

部分に接合して四角柱と三角柱が、自己からの見えと同じように描かれています。注目すべきは、円柱が逆さに描かれていることです。円柱が検査する人の視点に立って見ると違って見えるはずだということでしょうが、用紙の上方が検査する人がいる方向なので、そちらに円柱の下を置いてしまったのです。つまり四角柱と三角柱を見る横からの視点、四角柱と三角柱の上部を見るやや上からの視点、そして円柱を見る逆さの方向からの視点というように、個々の積み木を捉える視点が、独立し、多視点化しているのがわかります。

● 正変換できたケース

　以上示してきたように統合失調症の患者さんでは、自身の視点からの見えを、検査者の視点からの見えと同じにする人がいるのですが、その際に、全体の構図は同じであっても個々の積み木については変化を示そうとする傾向

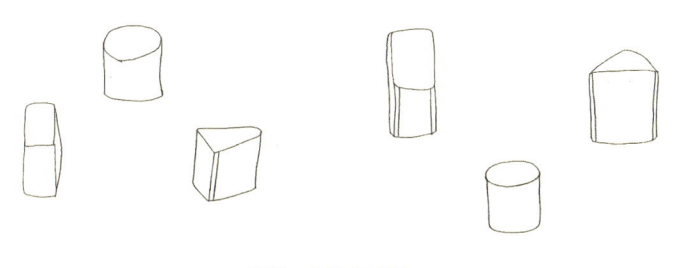

図48　上下の変換

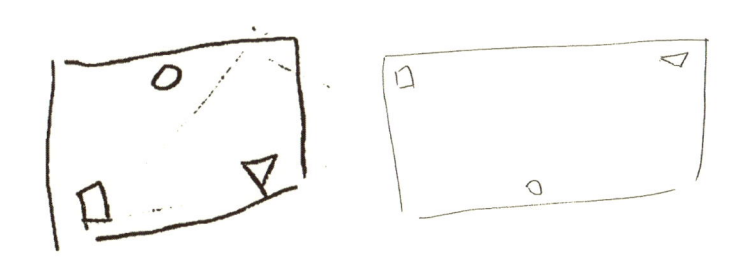

図49　俯瞰図

があります。つまり視点を、全体を捉えるところまで移動できていないのです。むしろ個々の積み木を見る視点に執着し、それぞれの個々の対象を捉えるように、近い位置にある視点を平行移動しているらしいのです。それでも自身の視点からの見えの描画は全体を三角形の配置に描けている人がいるので、自身の視点からであれば全体を捉える視点を設定することができるようなのです。

　しかし一方で検査者の視点に立ってみたときに、積み木の配置に変化があることを示す描画も得られています。図48はその例です。この図では、自身の視点からの見えの描画から、検査者の見えの描画において上下の位置の変換は正しくできています。しかも三角柱の見えも正しく変換させており、積み木の角を取った部分の再現も正確でした。ただ左右までは変換されていませんでした。

　3個の積み木の配置を真っ向俯瞰で描いたのが図49です。四角は積み木を置いた台を示し、その上の積み木は四角形、円、三角形で示されています。

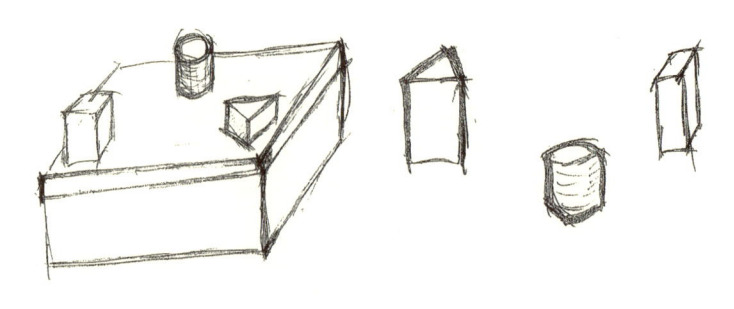

図50　正変換

右側にあるのが検査する人の見えの配置です。上下の移動のみできています。しかし三角形の向きの回転はできていませんので、個々の積み木についての向きが変化することには注目していません。

　統合失調症の患者さんで、正しく変換できた絵を描いたのが図50です。自身からの見えの描画では、台まで再現されていますが、検査者の見えの描画では台はなくなっています。しかし三角柱の頂点の向きは180度回転した位置にあり、正しく再現されています。視点の移動を、イメージ上で正確に行えていることになります。

　以上のように統合失調症の患者さんの中には、検査者の視点に立ってみたときの描画を正確に描ける人も描けない人もいるようでした。

描画特徴の出現率

　統合失調症の患者さんでは、さまざまな特徴をもった絵が描かれました。それらは実際どのくらいの出現率だったのでしょうか。

　表4は自身からの見えの描画について調べたものです。統合失調症の患者さん85名のうち、3個の積み木を三角形の配置に描いた正しい構成は70名（82.4パーセント）、横一列のような誤った構成は15名（17.6パーセント）でした。これに対し健常者は全員（100パーセント）が三角形の構成でした。草むらテストの描画で、個々の描画要素を患者さんが並列に描いてしまう一つの理由として、このように対象物を並列的に描く二次元化傾向があると思われます。

表4 統合失調症患者と健常者における自己からの見えの描画の非構成と構成の出現数（横田ら，1988より）

	統合失調症患者（85名）	健常者（83名）
非構成	15名（17.6%）	0名（ 0%）
構　成	70名（82.4%）	83名（100%）

表5 統合失調症患者と健常者における検査する人の視点からの見えの描画における描画特徴の出現数（横田ら，1988より一部改変）

	統合失調症患者（70名）	健常者（83名）
拒否	7名（10.0%）	0名（ 0%）
固着	39名（55.7%）	10名（12.0%）
部分（上下・左右）変換	15名（21.4%）	19名（22.9%）
正変換	8名（11.4%）	53名（63.9%）
その他の変換	1名（ 1.4%）	1名（ 1.2%）

　さらに、統合失調症の患者さんの場合は、自身からの見た目の描画は正しく構成できても、検査者の視点に立って対象を捉える際に正しく描けなかった例がありました。その出現率をみてみましょう。表5は、自身の見た目から正しく構成できた統合失調症の患者さん70名が、視点変換する課題においてどのように描画したかの出現数を調べたものです。描画を拒否したものが7名（10パーセント）、見た目の描画と同じものを描いた固着が39名（55.7パーセント）、上下を入れ替えるか左右を入れ替えるといった一部の変換をした部分変換が15名（21.4パーセント）、見た目の描画から視点変化後の描画を正しく描いた正変換が8名（11.4パーセント）、その他の変換が1名（1.4パーセント）でした。統合失調症の患者さんでは固着が最も多かったのですから、他者からの見えは自分の見えと同じであると捉えている人が最も多かったということであり、このことは統合失調症の患者さんが苦手にしていることが視点を他者の視点に移動することであるということを示しています。拒否が7名（10パーセント）いたことも、視点変換が困難であることの一つの表れでしょう。

　これに対し健常者では最も多かったのは正変換で83名中53名（63.9パーセ

ント）でした。他者の視点に立って物事を捉えられることは、この正変換が多いことによって、健常者の特徴とみることができます。しかし、それにしても10名（12パーセント）において固着が認められていましたので、健常者の中にも視点を移動して他者の視点に立つのが難しい人もいることが示されました。

　このように視点の変換を行うことが難しい人が統合失調症の患者さんに多かったということが、草むらテストにおける統合的視点の設定困難の一つの原因になっていると思われます。視点変換課題の視点変換は、自己の視点から他者視点への移動であり、草むらテストの視点移動は個々の対象を捉える視点から、それら全体を捉える視点への移動ですので、視点の変換の意味が若干異なっています。人間の移動で考えてみれば視点変換課題では、対象物の周りをまわって向かい側の他者の位置に移動し、そこから対象物を眺めるということ（あるいは先に述べたように前後に移動して180度回転して向きを変える）ですが、草むらテストは個々の対象物を捉える近い位置からそれら全体を捉える後ろへの移動であり、他者の視点と同化する必要がありません。その意味では、課題の困難度は草むらテストの視点の移動のほうが容易とも考えられます。それにもかかわらず、並列的な表現が出現してしまったのは、対象そのものを関係づけて描けない、要するに対象物を関係づけてイメージすることができないということがあるのかもしれません。

　そこで次に、見慣れた身近なものの描画を求め、その描画において関係づけにどのような特徴が認められるかについてみてみたいと思います。

引用文献

横田正夫・高橋滋・依田しなえ・岸芳正・原秀之・町山幸輝（1988）精神分裂病患者における認知的構えの固着. 『精神医学』*30*, 1007-1014.

第5章　コーヒーカップ課題

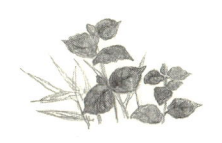

　統合失調症の患者さんの草むらテストの描画では描画要素が並列化する傾向があるにしても、その一部に重なりが描けないわけではありませんでした。図10と図12（20〜21頁）をもう一度みてください。これらの描画では、人物は500円を掴んでいるところが描かれていました。掴んでいる手と500円は、重なり合っています。つまり一部分であれば重なりが描けているのですから、部分に統合がみられることになります。一部であれば統合的視点の設定は可能であることを示しています。

　そこで日常的な場面で通常に一部の重なりがみられるような対象を探してその描画を求めてみることにしました。描画の発達を調べる課題の中に適当なものが見つかりました。それがコーヒーカップと受け皿でした。統合失調症の患者さんに「コーヒーカップが受け皿に載っているところを描いてください」と教示して描画を求めました（横田，1992）。

　この課題は実際に目の前にコーヒーカップと受け皿を置いて描いてもらうのではなく、想像して描いてもらう課題でした。その意味では草むらテストにおいて草むら、500円、自分をイメージ上で統合して描くのと同様に、コーヒーカップが受け皿に載っているところをイメージして描く必要があるわけです。ではどのような描画が得られたのでしょうか。

患者さんの描画例

● カップと受け皿の分離

　図51をみてください。これは43歳男性の統合失調症の患者さんが描いたものです。コーヒーカップと受け皿が断面になり、しかもコーヒーカップは受け皿から浮いています。この描画例は、比較的小

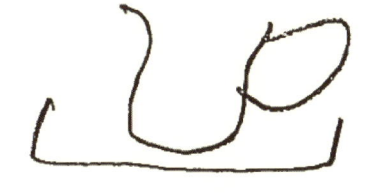

図51　分離

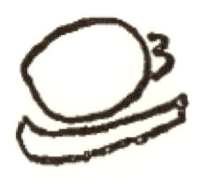

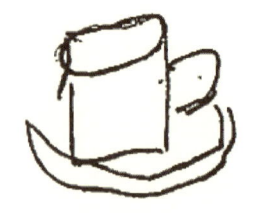

図52　分離　　　　　　　　　図53　部分的に分離

さな重なりがある対象であっても、描画においては両者に重なりがみられず離れてしまっていることを示しています。

　同様な特徴は図52にも認められます。

　これは断面図にはなっていませんが、それでも側面図のように描かれており、コーヒーカップが受け皿から浮いているのは図51と同様です。ただカップが丸い形になっているので、カップを上から見ているものかもしれません。

　これに対しカップを斜めから見ているように描いているのが図53です。カップの上の部分は楕円形の形になっていますが、底の部分は直角になっていますので、カップの下部については側面から見ている図になっています。このカップは受け皿に対し一部は浮いているようにもみえますが、受け皿の右端の部分はカップの背面に回っているようにもみえます。つまりカップの一部は受け皿に載っていて、一部は受け皿から浮いているという中間的な表現になっています。

●二重写しと包含

　次に図54をみてみましょう。

　この図ではコーヒーカップが受け皿と二重写しになっています。二重写しは統合失調症の患者さんの描画に比較的よくみられる特徴であり、図11（20頁）の草むらテストの描画においても腕と身体の線が二重写しになっています。

　二重写しの円がカップより大きくなれば俯瞰図となります。その例が図55です。

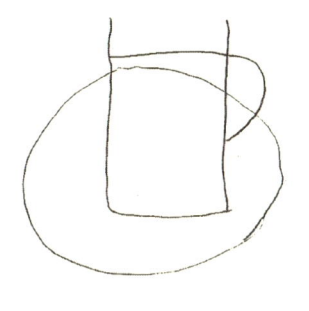
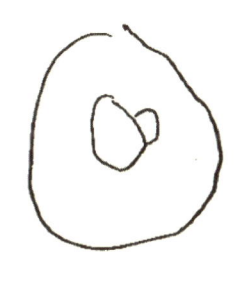

図54　二重写し　　　　　　　図55　包含

　図55では、カップは持つところが描かれていますので側面図なのでしょうが、それを全体的に包含して円が描かれています。この円は受け皿を上から見た俯瞰図とみることができます。

　視点変換課題においても3個の積み木を置いた台が真っ向俯瞰で描かれ、その上に丸、三角、四角で積み木が示され、それぞれの積み木も真っ向俯瞰で描かれていた図49（65頁）がありました。しかし図55は受け皿のみが真っ向俯瞰で、カップはその特徴が最も現れやすい横向きであるといった視点の不統一がみられている点が異なります。

● 接合

　次に図56をみてみましょう。これは側面図のようにみえますが、カップの口のほうが楕円になっていますので、口のほうだけ斜め上から見ている図になっています。カップの胴からカップにかけては、受け皿の線がカップを横切っています。カップ線が二次元化し、受け皿も二次元化していますので、カップと受け皿が線で接合しているようにみえます。

　こうしたカップと受け皿の接合は、病棟認知地図において部屋と部屋が次々と並べられてゆくＳＳ型として紹介した描画（例えば図32の病棟認知地図・46頁）に類似しています。樹木画においては、幹に枝が接

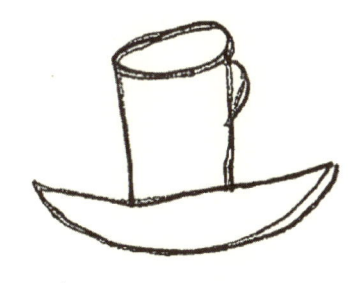

図56　接合

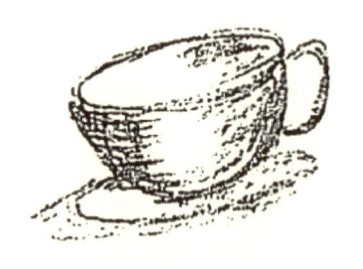
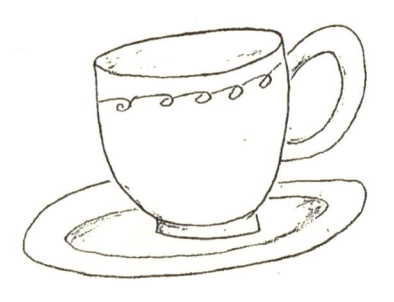

図57　重なりの成功例　　　　　図58　重なりの成功例

合され、枝に実が接合されている特徴（例えば図31の樹木画・44頁）に相当します。平面化し対象を接合させることで関係を描く特徴がコーヒーカップと受け皿の描画にも認められました。

● 視点の統一が三次元的にとられている例

　さらにはコーヒーカップと受け皿を斜め上から見たように描いた図57、図58のような描画も得られました。これらの描画は、コーヒーカップが受け皿に載っているように見える描画であり、そればかりでなく図57では影がつけられ奥行きがあるように描かれており、図58ではコーヒーカップの模様まで描き込まれていました。

　いずれの描画も、コーヒーカップと受け皿が同じ視点から見たように描かれ、視点の統一が保たれています。

● まとめ

　以上示したようにコーヒーカップと受け皿といったように比較的小さな対象物の関係性は、500円を掴んでいる手と同様に、視点に対して狭い視野でも捉えられると思われましたが、それでもなお統合失調症の患者さんには統合的に描くことが難しく、コーヒーカップと受け皿が分離してしまう特徴が認められていました。分離していないものでは二重写しや包含、接合といった表現になっていました。コーヒーカップが受け皿に載っているところを三次元的な表現をもって描くことができる患者さんももちろんいるのですが、それは少数でした。

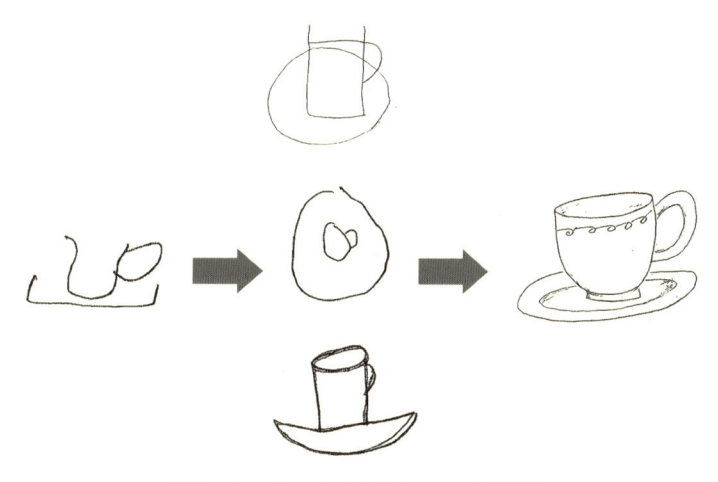

図59　二次元化から三次元への中間段階

　これらを全体的にまとめると図59のように表すことができるでしょう。つまり統合失調症の患者さんの描画において最も二次元化が進んでいるのが分離、そして統合が少しできているのが二重写し、包含、接合、これらの後に視点の統一がみられた三次元的な描画が得られるということです。こうした描画の特徴を捉えてみると、統合失調症の症状の改善に従って、二次元的な表現から統合的な表現へと変化するのではないかと考えることができます。つまりそれぞれの描画は固定的なものではなく、同じ個人の中で、幅があり、最も病態が悪いときには二次元化が起こるにしても、改善すると三次元的な表現が可能になるだろうと想定できるのではないかということです。第2章で図1と図22は同じ患者さんが描いたものと紹介しました。図1は三次元的に描かれた風景構成法の描画であり、図22は二次元的な草むらテストの描画であり、各描画要素はお互いに接合しているようにみえます。つまり図1は図59の三次元のカップに、図22は図59の中間段階のカップに当てはまります。この患者さんは、樹木画の描画を求めたときに6本の小枝を3本ずつ2列に並べて描きました（横田ら，2007）。このような並列した描画は、図59で考えればカップと受け皿が離れてしまっている二次元化に対応します。つまり図59で示した二次元化→中間段階→三次元化が同じ患者さんの中で現れてきていたのです。そして図1のような描画のときには比較的安定しており、図22

表6 統合失調症患者と健常者の描画特徴の出現数（横田，1992より）

	統合失調症患者（45名）	健常者（40名）
分離	7名（15.6%）	2名（ 5.0%）
二重写し	2名（ 4.4%）	0名（ 0%）
重なり	33名（73.3%）	38名（95.0%）
その他	3名（ 6.7%）	0名（ 0%）

や二次元化の描画のときには状態はかなり悪化していました。

描画特徴の出現率

　では、コーヒーカップ課題にみられた描画特徴の出現数はどうなっていたのでしょうか。表6はその出現数を示したものです。

　表6に示したように統合失調症の患者さんも健常者も重なりが最も多い出現数でした。統合失調症の患者さんでは重なりの次に多かったのが分離でした。健常者にも2名みられました。二重写しとその他（包含と接合）は数が少なく、健常者ではこれらの特徴は認められませんでした。

　草むらテストにみられた描画要素間に空白の空間をあけて描く特徴は、コーヒーカップ課題の分離に相当するものと思われますが、コーヒーカップ課題ではそのような特徴は比較的出現数が低かったことをこの表は示しています。つまりコーヒーカップと受け皿はワンセットなのが見慣れたものであり、しかも比較的小さい対象であるため、視点を大きく移動せずとも一度に捉えやすかったことが、分離させずに描けた理由ではないかと思われました。

　図59で示した包含と接合は、表6のその他に含まれていますが、その出現数は、二重写しとともに少ないものでした。このことは、分離と重なりの中間にある移行形態であることを示唆します。比較的安定した描画形態が分離と重なりであり、二重写し、包含、接合は二次元化した分離と三次元的表現の重なりの中間の特徴を有し、中間段階であることにより出現数が少ないのだと考えられます。

引用文献

横田正夫（1992）精神分裂病患者の描画における重なり表現の欠如．『精神医学』*34*，
　238-245.

横田正夫・青木英美・森村健一・原淳子（2007）慢性統合失調症の描画における家の象徴．
　『日本大学文理学部心理臨床センター紀要』*4*，17-31.

第6章　描画課題間の特徴の比較

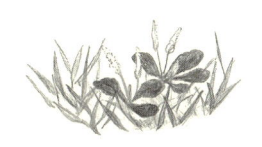

「分離」の出現率の比較

　これまで草むらテストの描画において、草むら、500円、自分の描画要素がそれぞれ空白の空間をあけて描画されるのはなぜだろうという疑問を解くために、樹木画、病棟認知地図、視点変換課題、コーヒーカップ課題といった描画課題を行ってきました。

　表7は草むらテスト、樹木画、病棟認知地図、視点変換課題、コーヒーカップ課題における、対象を分離して描くと思われる特徴と出現率とをまとめて一つの表にしたものです。これらの特徴の出現率をみてみると大きく三つのグループに分けることができます。つまり出現率が高いもの、中程度のもの、低いものです。こうした出現率の比較をしてみると何がみえてくるでしょうか。

　出現率の高いものは「自分と草むらの間に空白の空間をあけて相互に独立に描くもの」（61.1パーセント）で、これは、用紙全体を視野に収めて描く必要があるときに、背景と描画の主人公とを関係づけることが困難であるというものでした（21頁の図13を参照）。主人公を背景の前にもってくるといった関係を描くのではなく、主人公も背景も同等に、等位置にあるように描いてしまっているということです。視点変換課題の「固着」（55.7パーセント）は、自己の視点から他者の視点に移動してそこからの見えを想像しようとしたときに自己の見えと同じ構図で描いてしまったというものでした（62頁の図42を参照）。つまり自己の視点をイメージ上で移動することができないでいることを示しています。まとめると、統合失調症の患者さんは、対象を描く際に主人公を中心にして全体を構造化せずに、主人公も背景も同等なものとして並列し、自己の視点から動くことができないということです。

　中程度の出現率だったものは「自分と500円を隣り合わせに描くもの」（40.3パーセント）がありました。これは主人公と主人公の行為の対象を並

表7　草むらテスト、樹木画、病棟認知地図、視点変換課題、
コーヒーカップ課題の出現率の比較

	出現率
草むらテスト	
自分と500円を隣り合わせに描くもの	40.3%
自分と草むらの間に空白の空間をあけて相互に独立に描くもの	61.1%
樹木画	
幹枝関係表現なし	23.9%
枝間関係表現なし	47.8%
病棟認知地図	
ＳＳ型	46.2%
視点変換課題	
非構成	17.6%
固着	55.7%
コーヒーカップ課題	
分離	15.6%

列化していることを示しています。しかしこの表現は、主人公と背景の並列よりは少ない出現率でした。自分が500円を掴んでいる状態、すなわち500円という小さな対象との関係であれば、主人公はそれと統合的に描かれることも比較的可能であったということです。この表現と同程度の出現率であったものが「枝間関係表現なし」（47.8パーセント）と「ＳＳ型」（46.2パーセント）でした。枝間関係のない状態は、一様な枝を並置して描くことで表現するという特徴がありました（46頁の図32、51頁の図36〜37を参照）。ＳＳ型は、各部屋をルートなしで並置して表現するというものです（第3章の図37を参照）。つまり主人公とその行為の対象、あるいは同等レベルのものを接合する表現であれば、統合失調症の患者さんでも比較的可能であることを示しています。全体を見据えながら部分を位置づけるのではなく、隣り合う二つの関係のみを視野に入れて接合させてゆくという表現に特徴があるわけです。自分が500円を掴んでいる表現も、そうした接合の特徴に近いものと思われます。

出現率の少ないものは、非構成（17.6パーセント）と分離（15.6パーセント）でした。非構成は患者さん自身からの見えの表現において見たままに描けず、三角形に配置された対象物が一列に並んでしまうというものでした（59〜60頁の図39〜41を参照）。知覚した対象で、目の前にあるものであっても、空間的構成に失敗しているわけです。コーヒーカップ課題の分離も同様な特徴を有していますが（69〜70頁の図51〜52を参照）、こちらはコーヒーカップと受け皿の関係をイメージして描画するものですので、知覚したものの非構成とは違い、イメージ上での非構成となります。

草むらテストの課題設定の特異性

　こうしてみてくると、草むらテストの対象物が空白の空間をあけて描画されるという特徴は、二段階の困難さのために生じているとみることができます。つまり、まず見た目の構成に失敗するレベルで、これはコーヒーカップと受け皿の関係のイメージにおいても分離してしまっているレベルです。次に視点変換課題で示されたように、イメージ上で視点を他者の視点に移動して描画するといったような視点の自由な移動ができないことによって生じているものです。草むらテストの描画において描画要素の関係表現が難しかったのは、「草むらに落とした500円を探している自分」を描くために、今この課題を行っている自分の視点と課題の中に描かれる自分の視点との区別、すなわち視点変換課題で患者さんが高い困難を示していた視点変換（固着）が要求されていることによるのでしょう。ちなみに視点変換課題の固着の出現率は、非構成を示した統合失調症の患者さんを除外して算出しましたので、固着に含むことのできる非構成の患者さん（つまり59頁の図40のような絵を描いた患者さん）も含めて固着の出現率を算出するなら、その数値は「自分と草むらの間に空白の空間をあけて相互に独立に描くもの」の出現率を超えて最大となった可能性があります。

　より単純に示せば、視覚的見えに相当する描画における困難（非構成、分離）とイメージ化したものを心的に変換操作する困難（ＳＳ型、固着）の二つの困難が合成されて草むらテストの描画特徴が表れてくるのではないかと思われます。この点については、73頁の図59に示したコーヒーカップ課題の図を参照すると理解しやすいでしょう。二次元化の描画は、カップも皿も線

画となっており、あたかも針金でできているようです。つまり視覚的見えに相当する描画ができていません。中間段階の二重写し、包含、接合はいずれもカップ、受け皿のそれぞれに対する視点は設定できているとみることができますが、それぞれの視点を一つにする操作はできていません。これに対し三次元の描画では、カップと受け皿が同じ視点からみたように描かれています。つまり対象への視点の設定ができないレベルから、個々の対象への視点の設定はできるが、複数の視点を一つにまとめて捉えることができない段階を経て、全ての対象を一つにして捉えることができる段階へとレベルアップするわけです。草むらテストの描画はその中間段階の特徴が他の描画検査より出現しやすいような課題設定になっているとみることができるのです。

描画特徴の空間的布置

　表7は、描画特徴の出現率を示したものですが、それぞれの特徴がどのような関係になっているのかについては必ずしも明確ではありません。というのも全ての課題を同じ個人に実施しているわけはなく、課題ごとに人数も対象も異なっているからです。そこで、88名の同じ個人（全て統合失調症の患者さん）に課題を実施して描画特徴の関連を調べてみました（横田，1990）。その際、樹木画は実施しておらず、その代わりに身体像を調べる課題を実施しています。身体像を調べる課題の詳細はここでの議論にあまり関係ありませんので割愛します。草むらテストでは「自分」を描くよう求められますので、その描画には自身の身体像が関連しています。例えば図10で描かれた人物は膝を地面につけていますし、図11の人物は逆Uの字型になって腕を伸ばしていますし、図12の人物は腕が500円に伸びてそれを掴んでいます。それに対し図13の人物は正面向きで腕と足を広げているだけで、動きがありません。つまり身体が柔軟に描かれているものと、硬直しているものとがあることになります。そうした表現を柔軟、硬直と分類して、これまでに述べてきた描画特徴との関連を示したのが表8というわけです。さらには表8では草むらテストにおいて草むらが描かれない「草むらなし」、自己が描かれない「自己なし」もカテゴリーとして採用しています。

　さて、表7では固着は、非構成の人数を削除して出現率を出していました。表8では非構成の人もそのまま含めての固着の出現率です。この固着の出現

表8 草むらテスト、病棟認知地図、視点変換課題を同一個人に実施した場合の出現数と出現率（横田，1990より一部改変）

課題／描画特徴	出現数（出現率）	課題／描画特徴	出現数（出現率）
草むらテスト		**病棟認知地図**	
自己なし	12（13.6%）	Ｓ型	35（39.8%）
硬直	59（67.0%）	Ｒ型	16（18.2%）
柔軟	17（19.3%）	ＳＳ型	37（42.0%）
草むらなし	13（14.8%）	**視点変換課題**	
分離	50（56.8%）	非構成	14（15.9%）
重なり	25（28.4%）	構成	74（84.1%）
		拒否	5（ 5.7%）
		固着	55（62.5%）
		変換	28（31.8%）

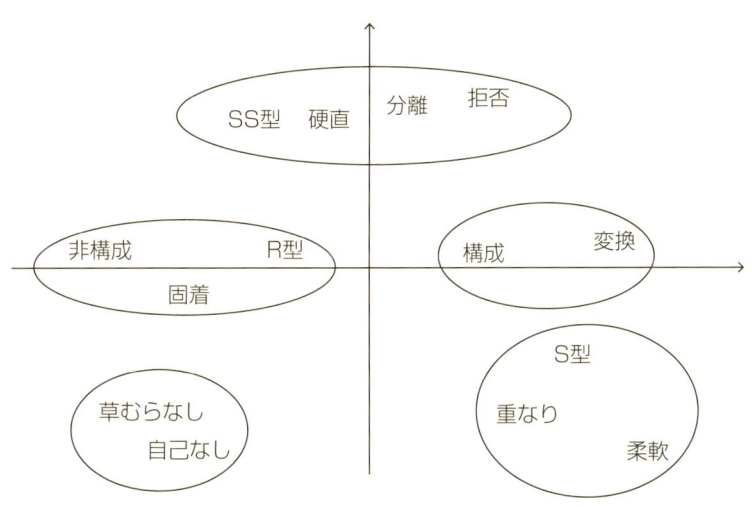

図60 数量化Ⅲ類による描画特徴の布置（横田，1990より一部改変）

率は62.5パーセントで、表7の55.7パーセントよりも少し高くなっています。しかも、自己と草むらが分離しているカテゴリーの分離（56.8パーセント）よりもこの出現率は高いものとなっています。つまり、草むらテストの分離の出現率が、視点変換課題の固着の出現率に近くなっています。分離とかかわりが深いのは固着とみることができます。

ではここで得られたカテゴリー間の関係はどうなっているのでしょうか。それを数量化Ⅲ類という方法で調べ、単純化して示したのが図60になります。横軸に第Ⅰ相関軸、縦軸に第Ⅱ相関軸を示し、この二つの軸の中にそれぞれのカテゴリーを布置させました（横田，1990）。

図60では、比較的近い位置にあるものをひとまとめにして楕円でくくりました。それらが似た者同士というわけです。これによりますと分離は硬直、ＳＳ型、拒否と近い位置にあります。つまり自己と草むらが分離しているものでは自己は硬直し、認知地図はＳＳ型を描き、視点変換課題で他者視点からの見えの描画を拒否する傾向にあるということです。すなわち、全体を捉える視点を設定できない患者さんは、人物の身体は硬直したように正面向きに描き、個々の部屋を一つひとつ並べて認知地図を描き、他者の視点への変換ができないことを意味します。

第Ⅰ相関軸に沿って負の方向には非構成、固着、Ｒ型が並び、正の方向には構成、変換がありました。この軸はしたがって、見た目の描画で全体を構成できるか否かを示しており、構成ができない非構成は、他者の視点からの見えを自己の視点からの見えと同じと捉え、認知地図が廊下をたどることで部屋を位置づける表現となることを示しています。全体を構成することが困難であることを示すカテゴリーがこの軸の負の方向にまとまりました。表8の検討では、分離は固着と深い関係にあると述べましたが、数量化Ⅲ類による布置では分離と固着は別のグループに分かれてしまいました。

第Ⅰ相関軸と第Ⅱ相関軸のいずれも負の方向には草むらなし、自己なしがまとまりました。このまとまりは草むらと自己といった、背景と主人公のいずれかを描かないカテゴリーでした。場面を描かないか、主人公を描かなかったわけです。草むらテストの課題は「草むらに落とした500円を探している自分」を描くというものですので、課題文の最初の草むらか最後の自分を欠落させたことを示しています。この一つの可能性として課題文が長過ぎて、最初か最後の単語が処理しきれなかったということが挙げられます。別の可

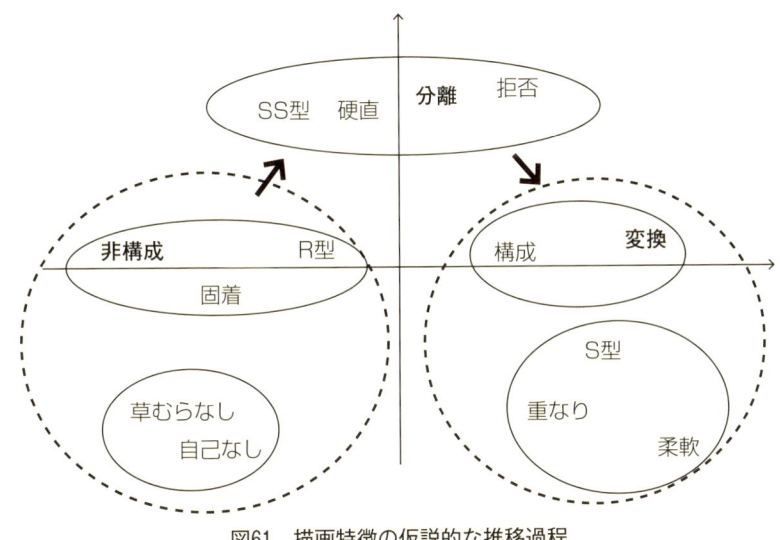

図61　描画特徴の仮説的な推移過程

能性としては、単語は入ってきたがそれらをイメージ化することができなかったということもあるでしょう。いずれにしても、課題の要求に応えるために必要な情報が欠落していたのです。その欠落を示すカテゴリーが近い位置にありましたので、草むらと自己の欠落は、ほぼ同様な統合失調症の抱える困難を示しているとみることができます。

　これに対し第Ⅱ相関軸を挟んで対称の位置にあるのがS型、重なり、柔軟のまとまりでした。これらのカテゴリーは部分を全体にまとめることができることを示しています。

　以上のように、課題間で異なるカテゴリーとして設定したものが、実は課題間で同様な困難を示したものであることを明らかにしたのが図60でした。こうして考えてみると表7で示したように樹木画で出現数の多かった枝間関係表現なしは、ほぼ同様な出現率であったのがＳＳ型でしたので、ＳＳ型の表現や自己の硬直した表現になる患者さんでは、樹木画には枝間関係表現なしの特徴が現れると期待されます。

　さて、第Ⅰ相関軸の負の値が大きいのが非構成、正の値が大きいのが変換ですので、これらで軸を代表させてみると（図61）、これらの軸の方向には点線の丸で示したものが全て入るとみてもおかしくはありません。つまり非

構成のグループには固着、R型、草むらなし、自己なしが入り、変換のグループには構成、S型、重なり、柔軟が入ります。そして第Ⅱ相関軸の正の方向にSS型、硬直、分離、拒否のグループがありました。このグループを分離で代表させましょう。こうしてみるとこの図は統合失調症の患者さんの描画が、「非構成→分離→変換」といったように推移してゆく可能性を示唆します（図61）。この推移は、図59で示したコーヒーカップ課題の二次元化から中間段階を経て三次元への推移と同様な流れとみることができます。そしてこの流れで統合失調症の患者さんの描画がまとまってゆくとするならば、それは描画の統合度が増すことを示しています。これと並行して精神症状の改善もみられると考えてもおかしくはないと思います。

引用文献

横田正夫（1990）慢性精神分裂病患者における身体像異常：身体認知と外界認知の関係.
　『北関東医学』40. 567-583.

第7章　描画の全体的印象

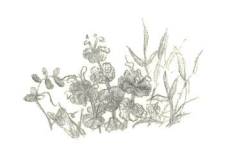

　これまでは描画特徴をカテゴリーに分けて出現率を調べてきました。カテゴリー化した項目は単純化されていてわかりやすいですが、しかし、どのカテゴリーに当てはまるのかの判断に困るものが多いことも確かです。描画の部分の特徴を細かく捉えてゆく評価方法はさまざまに紹介されており、樹木画などでも有用性が報告されています。しかし描画全体の印象を評価する方法もまた有用と思われます。描画全体の印象とは、誰が見ても、パッとわかるようなものです。例えば、明るい絵だとか暗い絵だとかは誰でもが直観で感じられるものでしょう。そうした全体的な印象を評価することで描画を安定的に捉えられることが知られています。草むらテストについては、全体的印象をどう評価することができるでしょうか。

全体的印象の因子分析

　草むらテストの描画の全体的印象を評価するために、これまでに行われた他の描画法の描画の全体的特徴についての用語を24個集め、それらをもとにした全体的印象の評定尺度を作り、統合失調症患者30名と健常者50名の描画について評価した結果を因子分析にかけたところ五つの因子が抽出されました。それぞれの因子得点を算出して、統合失調症患者と健常者の間で比較したところ、第1因子と第2因子において因子得点に有意な差が認められました。さらにこれら二つの因子の因子負荷量の高かった項目を使用して統合失調症患者と健常者の判別分析を行ったところ、第1因子では統合失調症患者の90パーセント、健常者の90パーセントがそれぞれ統合失調症と健常者に正しく判別されました。第2因子では統合失調症患者の80パーセント、健常者の82パーセントがそれぞれ統合失調症と健常者に正しく判別されました（横田,1993）。このように草むらテストの全体的印象の評価によって、統合失調症の患者さんの描画が統合失調症を示すもの、健常者の描画が健常を示すもの

と正しく判別される割合が高く、両者を鑑別する検査として有用性が高いことが知られました。

　ちなみに第1因子を構成した項目で因子負荷量が正の値で高かったものが「二次元的」「バラバラ」「歪曲した」「羅列的」「奇妙な」などで、負の値で絶対値の値が高かったものが「立体的」「写実的」「三次元的」「統合的」などでした。第2因子を構成した項目で因子負荷量が正に高かったものは「騒がしい」「膨張的」「つまっている」であり、負の絶対値の値が高かったものは「静寂的」「収縮的」「静止的」でした。このように抽出された二つの因子は、一つが描画の構成にかかわるもので、二次元的でバラバラで奇妙な印象と立体的で写実的で統合的な印象が対になっており、もう一つは描画の力動的な印象にかかわり、密集したにぎやかな感じと閑散とした静かな感じが対になっていました。この二つの因子はその後の研究においてもほぼ同様に確認されました（横田，1994）。

　草むらテスト以外の描画においても同様に全体的印象の評定尺度を使用して検討したところ、全体的に3因子構造になることが知られました（横田ら，1999a，b）。それらの因子に含まれる項目は

第1因子：騒がしい、運動的、静止的、静寂的(静止的と静寂的は逆転項目)
第2因子：立体的、遠近感、写実的、陰影化
第3因子：奇妙な、歪曲した、バラバラ

でした。そこで、第1因子は活動性因子、第2因子は写実性因子、第3因子は整合性因子（上記の項目の逆の特徴で正の特徴を示すものとして）と命名しました。第2因子と第3因子は、上述した草むらテストの描画の全体的印象評価では一つの因子にまとまっていましたが、ここでは二つに分かれました。第6章の図61で示した描画の特徴は、大きく三つの領域に分けてまとめられました。そのうちの一つは変換、構成を中心にしたもの、別の一つは非構成、固着を中心にしたもので、第1相関軸に沿ってまとまっていました。この第1相関軸の二つのまとまりがそれぞれここでの第2因子、第3因子の全体的印象の評定項目で測定されるものに対応しているように思われます。つまり、この二つの因子は一見、一つの軸に並んでいるように見えつつも、統合失調症の症状に照らすともともと異なる対応関係にあるために分かれてしまったの

でしょう。写実性は陰性症状の低さに関係し、また陰性症状の程度の判別も写実性の項目によって可能となりましたが、整合性は陰性症状、陽性症状のいずれとも関連していませんでした（横田ら，1999b）。また統合失調症の患者さんの描画の写実性の高さは日本版 GHQ30 の睡眠障害と正の相関があり、身体的症状とは負の相関がありましたが、整合性得点と有意の相関のあった日本語版 GHQ30 の下位尺度はありませんでした（横田，2008）。これらのことは、第2因子と第3因子が、図61で示したように対極的な位置にあるようにみえるとしても、統合失調症の症状との関連は異なっており、相互に独立しているものとして捉えておいたほうが統合失調症の理解には有益であることを示しているように思えます。

　なお横田（2005）では、統合失調症の患者さんの描画の特徴に合わせて、第1因子の活動性因子を静態性因子、第3因子の整合性因子を非整合性因子という名称に改めました（第2因子の写実性因子は名称変更なし）。では全体的印象を表すそれぞれの因子の特徴について、具体的な描画を手掛かりにみてみましょう。

第1因子 ── 静態性

　先に提示した草むらテストの描画例を再度みてみましょう。

　図62に活動性の高い描画と静態性の傾向が顕著と思われるものを示しました。図62の左の描画は人物が躍動しているようにみえますが、右側の人物は活動性に乏しく、また小さく萎縮しているようにみえると思います。言い換えれば左の描画は活動性が高い印象があり、右側の描画は静態的であるとみることができます。どのような用語で説明するかはともかくとして、力が溢れているか、そうでないかといった次元で対比的なように思えます。こうした対比は、描画全体から受ける印象の違いによって得られています。つまり描画を捉える際に、描画の個々の特徴をカテゴリー化しその有無を調べる方法と、それらのカテゴリーを考慮せずに全体的な印象で描画を捉える方法があり、全体的に捉えるほうが場合によってはより理解しやすいのです。

　ところで、活動性が高いというと一般的には望ましい傾向のように思われることでしょう。しかし統合失調症の描画のその傾向（図62の左の描画）は、活動性は高いにしても、同時に奇妙な印象も伴います。というのもこの人物

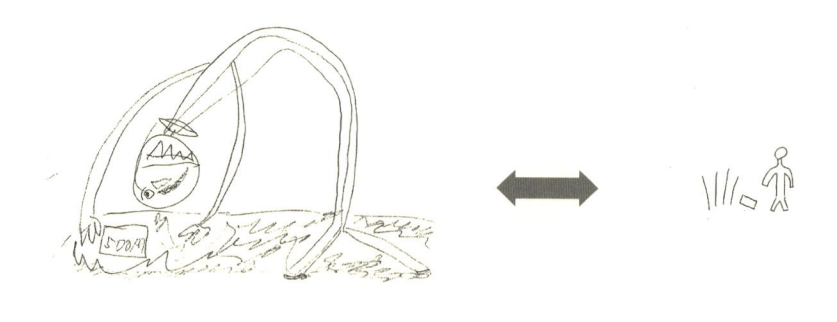

活動性　　　　　　　　　　　　　　　静態性

図62　描画の活動性と静態性

は、身体は捻じ曲げられ、顔は全体的に歪んでいるようにみえるからです。目は500円に向かっているようですが、眉毛と目の位置関係からすると口の位置はおかしいことになりますし、中央にある鼻らしき三角形も位置がおかしなことになります。

　こうした身体のねじれや顔の造形からこの人物の体験を想像すると、非常な興奮状態にあるのではないかと思えてきます。500円を見つけて、500円に飛びつこうとしている姿が、大きく身体を歪めて描くところにその興奮の強さがよく表れています。精神病院に入院中の統合失調症の患者さんにとって500円という金額は、ジュースが何本か飲める金額ですので非常に貴重です（横田ら，1986）。落としてしまった500円を見つけたと思った瞬間に、患者さんは、非常な興奮状態に陥ることもあると想像されます。

　つまりこの描画は、患者が、500円を失って興奮し、さらにはその500円を発見し興奮している状態を描いているともとれるのです。

　それに対し、図62の右側の人物は、500円から自身を切り離し、身体を硬直させています。500円を失ったことに困惑し、緊張し、身体が硬くなってしまった状態を示しているようにみえますが、その一方で、落としてしまった500円から身を離し、まったく関係ないかのように距離を置いている状態ともみることができます。

　つまり困惑があまりに強いために、身体が硬直し、脅威の対象から自身を隔絶させ、引き下がっている状態を描いているともとれるのです。このよう

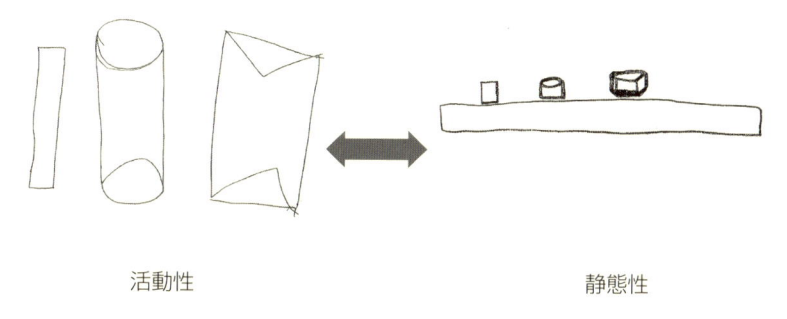

活動性　　　　　　　　　　　　静態性

図63　描画の活動性と静態性

にみてくるとこの活動性－静態性の特徴は、統合失調症の患者さんの興奮と困惑に対応しているようにも思えてきます。

　では人物以外でこの特徴がどのように表れるのでしょうか。視点変換課題の描画でみてみましょう。対応するのは図63のような描画と思われます。

　図63の左側の描画は活動性の高さの特徴をもつと思われます。それは三つの積み木の大きさによって示されています。そうした活動性の高さがあるとしても、三つの積み木の構成は一列に並ぶといった二次元的なものになっています。しかも円柱と三角柱の上面と底面が同時に描かれているといった矛盾が生じています。それに対し、四角柱は四角形といった二次元で描かれています。こうした表現の矛盾は、対象の三角形の配置を一列に描いてしまうほどに描画者が対象に圧倒されているために生じているとみることもできるでしょう。

　安永（1992）のファントム空間論によれば、統合失調症の患者さんには、自分の拠って立つ基盤よりも他者の基盤のほうが優位となり、自極が他極に圧倒されるといった状況が生じます。ここで描かれた積み木の表現は、そうした他極に圧倒されている状態とみることもできます。積み木という無害な対象ですら自極を圧倒するような対象になり得るところに、統合失調症の患者さんの抱える他極の脅威の強さを想像できます。個々の積み木のもっている圧倒的な存在感が、患者さんにとって、積み木の上面も底面も描かざるを得ないほどの迫力をもって迫ってきている。そうした体験の圧倒的な強さが、積み木の三次元的な配置を無化させ、しかも個々の積み木の立体感すらも失わせる結果となり、見えないはずの積み木の底面すらも、見えるもののよう

に患者さんに迫ってきている。こうした体験の表現が、図63の描画の特徴に現れているのであろうし、患者さんにとって面前の対象に圧倒されているということが、こうした単純化された描画状況に現れてきているとみなせます。

これに対し、図63の右側の図では、個々の対象物は立体的に描かれているにしても、個々の対象物間の関係は、空白の空間をあけて接触していないように描かれています。統合失調症の患者さんにとって接触しているということが、表現上、非常な困難を伴う事態のようなのです。接触していないように描かないと個々の対象を捉えられないといった困難があるかのようです。つまり他極の存在は、遠くに遠ざけるばかりでは不十分で、断片化して分離させないと、自極が維持できないほどの圧倒的な存在ということを示しています。個々の対象物を分離し、空白の空間をあけざるを得ないほど、他極の存在が圧倒的な迫力をもっているのです。

こうした描画表現をみると、他極の圧倒的な強さに対する方法として二つの対処法があることが理解できます。一つはそのあまりの存在の強さのために、個々の対象を面前の等距離に並列化し、見えていないはずの側面すら見ていているように歪めるというものです。もう一つの方法は個々の対象を非常に遠方に遠ざけ、個々の対象の空間的関係を考慮できないほどにして、並列化するというものです。こうして描画の印象の活動性−静態性が維持されることになると思われます。いずれにしてもそれらの特徴の背後には、他極の圧倒的な強さへの対処があると思われるのです。

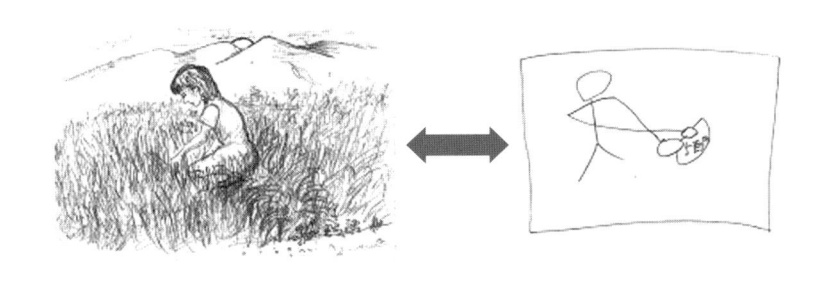

写実的　　　　　　　　　　　　　　　非写実的

図64　描画の写実性と非写実性

第2因子 —— 写実性

それに対し、自極が安定すると写実性が高まると思えます。図64に写実性と非写実性を対にして示しました。写実性の例はわかりやすくするために健常者のものを示しています。非写実性の例は統合失調症の患者さんのものです。写実性が高いものでは対象を一つの視点から統合的に捉える必要がありますが（27頁の図19参照）、そればかりではなく個々の対象の表現に陰影や奥行きなどが加わり、絵画的な三次元の空間表現が的確に使われていることがわかります。それに対し非写実性は、それらの技法はなく、一つの視点から統一されているとはいえ、全体的に図式的になっています。500円を掴んでいるという点が強調され、身体は棒状になってしまいました。

図65には視点変換課題における写実性と非写実性に対応する例を示しました。例示したものはいずれも統合失調症の患者さんの描いたものです。左側の写実的な例は、台と三つの積み木が一つの視点で統一されて描かれています。しかしよくみると台は全体的に坂になっているようで、わずかに歪みがあります。右側の非写実的なものは、真っ向俯瞰の表現になりますが、台と積み木が完全に二次元化してしまっています。つまり図式化されていることになり、草むらテストの人物が棒状になったものに相当します。

統合失調症の患者さんの経過を調べてみると、棒人間を描いていた人であ

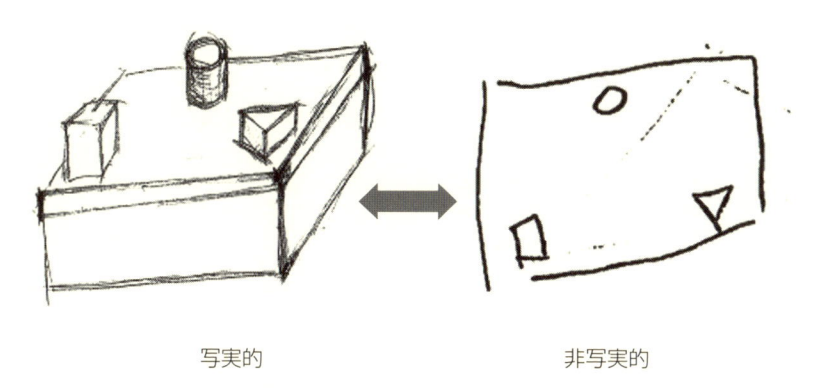

写実的　　　　　　　　　　　非写実的

図65　描画の写実性と非写実性

っても、状態が良くなると身体がふくよかなものに描かれるようになり、顔にも目鼻口が描かれるように変化します（横田ら，2015）。つまり状態の改善に伴って、図式的なものが写実的なものに変化してゆく過程があります。

第3因子 —— 非整合性

　図66には非整合性の例を挙げました。非整合性の特徴をもった左側の描画は統合失調症の患者さんのもので、右側は整合性のとれた健常者のものです。非整合性の例は500円のみを描いたものです。この描画が得られたのは30年以上前ですので500円が札で描かれています。それはともかくとして草むらテストの課題は「草むらに落とした500円を探している自分を描いてください」という教示に応えることでした。500円のみの描画は、主人公の自分がいないことになります。先ほどの自極と他極の例でいえば、他極のみを描いたことになります。通常は、自極があってこそ他極が意味をもつと思われます。自分あって、自分の向かう対象が意味をもつということです。それが、自分がなく、その対象のみが描かれるわけですから、自極が重要ではなく、他極が重要になっています。統合失調症では自他の逆転が起こり、他極が自極を圧倒する事態が生じます（安永，1992）。そうした他極が自極を圧倒する例として、自極を消してしまうという方略がとられるということがあるのでしょう。

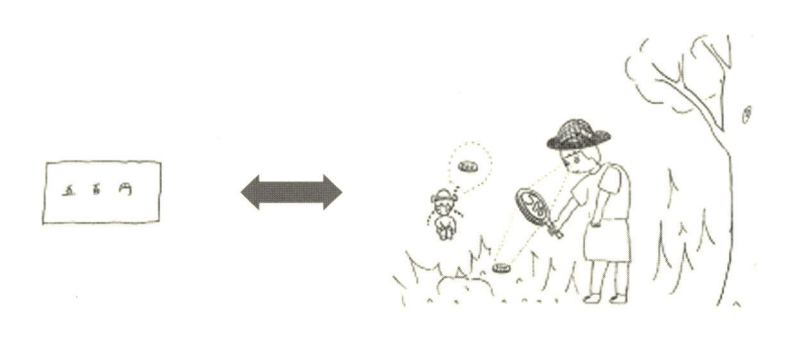

非整合性　　　　　　　　　　　　　　　整合性

図66　描画の非整合性と整合性

先にも述べましたが500円を失うという喪失体験は、病棟内の患者さんにとっては、極めて重大なトラウマになり得る体験です。そのために500円のみが圧倒的な強さで印象づけられているというわけです。別の統合失調症の患者さんは、草むらテストで、500円を金色に光り輝かせ、自分の身体については指先と目のみを断片的に描きました（36頁の図26）。こうした例も500円が重要な対象で、それに対し自分の身体は500円を見ている目と触ろうとしている指しか描けないのですから、500円の存在に自身の身体が圧倒されてしまっていることになります。

　これに対して健常者の例では、500円を探しているその背景が、描画に描き込まれています。ある健常者は、500円が必要だった場面を描くために自動販売機を背後に描きました。統合失調症の患者さんの中にも自動販売機を描くものがいます（35頁の図25）ので、こうした500円が必要であった背景を描けるかどうかで統合失調症の患者さんと健常者を鑑別できるわけではありませんが、しかし500円が必要な背景を整合的な場面として描けるのは、状態の比較的良い患者さんではあるようです。

　ただ注意すべき点は、統合失調症の患者さんの描画で、整合的なものがある中で、そこには患者個人の願望が潜んでいる場合があることです。ある患者さんでは、麦わら帽子をかぶり、500円を探している場面を描きました（横田ら，2012）。背後には自動車が描かれ、自動車でここまで来たことを示していました。写実性もあり、整合的もありますので、状態が良いのではと想定したくなりますが、この患者さんは長期入院の慢性化した人でした。この人の人生のテーマは「働く」ということでしたので、自動車で通勤し、草

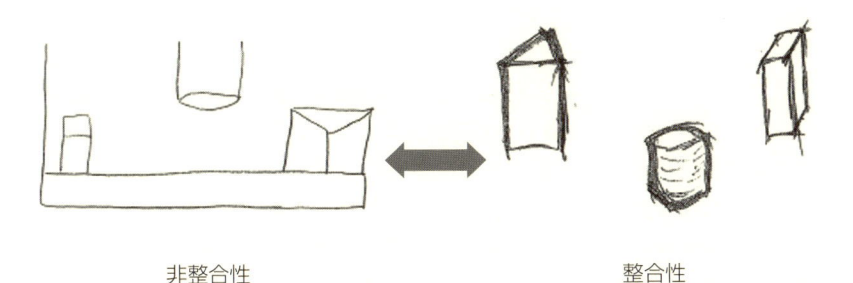

非整合性　　　　　　　　　　　　　　　　　　整合性

図67　描画の非整合性と整合性

むしりをするという仕事を描いていたのであり、草むらテストの課題を解決していたわけではなかったことが後に明らかになりました。課題に整合的な描画にみえたのですが、実はまったく別の場面を描いていたのです。統合失調症には、病的世界と現実世界の二つの世界に生きるという二重見当識が知られていますが、この描画はまさに二重見当識を示していると思われました。

　さて図67は視点変換課題における非整合性の描画と整合性の描画を例示したものです。どちらも患者さんの描画です。左側の非整合性の描画は、円柱が逆立ちして描かれていますし、積み木の台がせりあがっているようにみえる描線が左側に描かれています。多くの場合には、複数の視点が設定されているような描画であっても、その視点は、正立したものとしてあり、ただ位置が異なっているというものです。場合によっては、やや視点が空中に飛び上がったようなものがあるとしても身体は正立の位置にあります。しかし、この左側の描画では、円柱を捉えている視点は、逆位のものです。視点変換課題が、自己の視点を他者の視点に変換してそこからの見えを描くというものですので、他者視点を逆位のものと想定したものと思われます。

　統合失調症の患者さんの中には、草むらテストの描画で、草むらの中にある手を描き、その手に腕、身体、足を付け足していったがために、結果的に逆立ちしている身体を描いたものがありました（横田，2009）。こうした例では、草むらを捉える視点は正立のものですが、逆立した身体を捉える視点は逆位のものになっているとみることができます。

　こういった視点が正立のものと逆位のものが混在する描画では、自極と他極の例で考えれば、自極が自極として安定していないことを意味します。自身の身体が対象に対してどのような向きにあるのかが混乱していることになります。こうした混乱が収まれば、図67の右側の描画のように整合性の高い描画が得られることになるのでしょう。

　他極に圧倒されてしまう例として挙げた500円のみの描画では、自極が無い状態を示していると考えました。しかし、それほど圧倒的ではない他極の存在に対応するのに、自極の視点が、正立か逆位がわからなくなるような状態があり得ることを、視点変換課題の描画が示していました。つまり、自極の身体は地面に対し正立していて、その視点から描画するので、描かれる対象も地面に対して正立するのが現実世界の描写なのですが、自極が不安定になるとそれが崩れてしまい、非整合性が高まる結果になったと考えられます。

引用文献

安永浩（1992）『ファントム空間論：分裂病の論理学的精神病理』金剛出版

横田正夫・依田しなえ・宮永和夫・高橋滋・町山幸輝（1986）慢性分裂病患者の描画における構成障害.『精神医学』28, 621-627.

横田正夫（1993）草むらテストにおける精神分裂病患者の全体的描画特徴.『精神医学』35, 27-33.

横田正夫（1994）精神分裂病患者の年齢と描画特徴との関連.『心理臨床学研究』11, 212-219.

横田正夫・伊藤菜穂子・清水修（1999a）精神分裂病患者の彩色樹木画の検討（第1報）.『精神医学』41, 405-410.

横田正夫・伊藤菜穂子・清水修（1999b）精神分裂病患者の彩色樹木画の検討（第2報）.『精神医学』41, 469-476.

横田正夫（2005）精神分裂病患者の予後予測指標の臨床心理学的研究.（課題番号 14510168）平成14年度〜平成16年度科学研究費補助金（基盤(C)(2)）研究成果報告書

横田正夫（2008）統合失調症患者の10年経過の臨床心理学的検討.『日本大学文理学部人文科学研究所研究紀要』76, 119-132.

横田正夫（2009）『日韓アニメーションの心理分析：出会い・交わり・閉じこもり』臨川書店

横田正夫・青木英美・湊崇暢・道行隆・原淳子（2012）統合失調症の難治例および自殺例における草むらテストの描画特徴の検討.『日本大学文理学部心理臨床センター紀要』9, 5-20.

横田正夫・青木英美・小野建二・湊崇暢・原淳子（2014）描画に著しい断片化のみられた2症例の検討.『日本大学文理学部心理臨床センター紀要』11, 5-24.

横田正夫・青木英美・湊崇暢・小野建二・道行隆・原淳子（2015）棒人間の描画を続けた統合失調症2症例の臨床心理学的検討.『日本大学文理学部心理臨床センター紀要』12, 5-28.

横田正夫・青木英美・小野建二・原淳子（2017）草むらテストにおいて自動販売機を描いた統合失調症の2症例の臨床心理学的検討.『日本大学文理学部心理臨床センター紀要』14, 5-24.

第8章　長期経過と描画の特徴

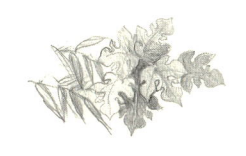

　本書のこれまでの検討は、草むらテストにみられた描画要素がそれぞれ空白の空間をあけて独立に描かれる特徴の成立にかかわる統合失調症の認知的傾向についてのものでした。その結果、統合失調症の患者さんには、対象を見たまま描く際に、一列に並列するものがあることが知られました。また、ものを捉えようとする際にも、自身の視点に固着する傾向があり、他者の視点をとることが難しいという傾向もありました。自己の視点を維持している身体に、「硬直し、柔軟ではない」といったイメージをもつこととの関連が考えられました。そのため、病棟認知地図のように部屋を一つひとつたどってゆくような描き方になり、樹木画では幹、枝、実を次から次へとつないでゆく描き方になり、全体を一度に捉える視点の設定からの描画にならないと指摘しました。部分から部分へとつないでゆく描画は可能なので、500円を掴んでいる手であるとかコーヒーカップが受け皿に載っているところといったような狭い範囲のものでは、比較的重なり表現が可能となっていました。

　こうした統合失調症の患者さんの描画特徴は、草むらテストであれば500円を落としてしまうことが大きな喪失体験となり、自極と他極という対比で考えると500円という他極が優位になり、自極がそれに圧倒されてしまっている状態を反映していると考えました。自極を支える身体が、曖昧となるために、視点の設定がうまくゆかず、複数の視点がまとまりなく設定されてしまうことも起こり、羅列的な描画や、非整合性の高い描画になると想定しました。

　以上のような統合失調症の患者さんの描画特徴は、横断的な特徴であり、健常者と比較すると大きく歪んだものとなっており、診断的な利用においては有益な情報を提供するものでした。しかし描画の利用においてはさらに予後予測的な情報が得られると臨床的な利用が高まります。そこでここではそうした特徴を縦断的にみてみたいと思います。

退院の予測

　統合失調症の患者さんの入院後の比較的安定した時期に彩色樹木画の1回目を実施し、2回目をそのほぼ1ヵ月後に、3回目を2回目からほぼ3ヵ月後に実施しました。そして、2ヵ月以内で退院した群（直後退院群）、2ヵ月以上10ヵ月未満で退院した群（退院群）、その後も10ヵ月以上入院を続けている群（継続入院群）に患者さんを分けて、これら3群の描画の活動性、写実性、整合性を評価し比較しました（横田ら，2002）。

　その結果、直後退院群の活動性は描画を行うごとに高まっていき、写実性と整合性は最初の描画から他の群に比べて一貫して高く維持されていました。つまり描画のまとまりは全体的に良く、活動性が経過とともに高まっていきました。言い換えれば、描画に対する視点の一貫性は維持されており、描画を描くことへの集中が維持されていることがわかります。

　退院群は、活動性の傾向は直後退院群と同様でした。描画を重ねるごとに活動性は高まりました。写実性と整合性は第1回目の描画のときには低い値を示しますが、2回目、3回目とその得点は徐々に高まってゆきました。写実性と整合性が、経過とともに改善しています。このことは視点の設定が難しかったものが、徐々に改善され、安定してできるようになったとみることができます。

　これに対し継続入院群はまったく異なる傾向を示しました。活動性、写実性、整合性のいずれにおいても第1回目は高い値を示しましたが、2回目に低下し、3回目には再び高くなりました。値の変化はU字型になっていました。直後退院群、退院群においては徐々に得点が高まる傾向を示したのですが、継続入院群では、途中で視点の設定が困難になり、活動性も低下する時期があったことになります。入院後に起こる描画上の混乱が、その後の入院の長期化を示唆する結果となりました。

　こうした結果の示すことは、描画特徴の活動性、写実性、整合性が徐々に改善してゆくといった経過をみることで、予後の予測が可能になることを暗示しています。もちろん予後に影響する要因は多くありますので、描画だけで判断はできないのですが、少なくとも描画が改善するということで、対象に対する視点の設定ができるようになり、活動性の高まりが暗示するように、

自己の身体のイメージが柔軟なものになってきていることが推察されます。こうした改善は他極に対し自極をしっかり保つことができるようになったことを示唆し、他極に圧倒されて混乱してしまいやすい傾向を抜け出してきていることを示します。

描画特徴の5年経過

●多変量解析

　上記のものは、入院して1年ほどの経過を調べているものですが、実際はその後に再入院するものもあり、短期的な経過の検討だけでは、患者さんの予後は必ずしも明らかにはなりません。もう少し長期的にみていかないと統合失調症の経過がわかりません。長期経過の検討はさまざまに行われてきていますが、描画を通してそのような長期経過の検討はほとんどなされていないように思います。例外的には、事例研究の中で、描画の使用が経過とともに変化する報告はあります。

　そこで入院から5年間までというタイムスパンで描画の経過をみる試みを行いました（横田，2005）。検討した描画は、上述の退院の予測で検討したのと同じ彩色樹木画でした。

　図68に入院を始まりとしてその後の描画時期を示しました。1回目の描画は入院後1ヵ月以内、2回目は入院から2ヵ月後、3回目は4ヵ月後、4回目は2年後、5回目は5年後です。最初の3回の描画時期は、主治医が退院を判断する目安がだいたい6ヵ月に設定されていることを受けて、その間の経過を捉えられるよう等しく設定されました。4回目の2年後という描画時期については、上述の入院継続群のように描画特徴の変動が大きい群においても2年ぐらい経つとその人らしい描画のパターンが完成される印象があるために設定

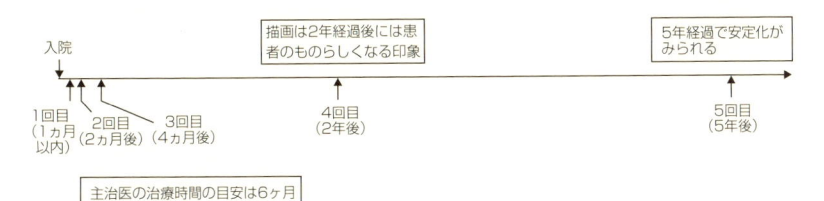

図68　5年経過のなかでの描画時期（横田，2005より）

されました。そして5年ほど経過すると描画が安定してくるように思えますので、5年を一区切りに考えました。

　こうして設定された時期に統合失調症の患者さんに描画を求めました。患者さんの経過によって3群に分けてみました。第1群は2回目の描画ないしは3回目の描画後に退院し、外来通院を続けている患者さんから成り立っています。つまり経過が良好な群です。

　第2群と第3群は一度退院してその後再入院した群ですが、第2群は入院時の年齢が10歳代と若い群であり、第3群は入院時の年齢が20歳以上のもので構成されました。

　描画特徴は三つの因子によって評価されました。それらは静態性、写実性、非整合性でした。静態性は活動性と対になっている特徴で、同じものを測定していますが、ここでは患者さんの描画により現れやすい静態性として記述することにしました。

　図69は、1回目の描画の静態性、写実性、非整合性の得点が、2回目のそれらの得点を予測できるかどうかを重回帰分析によって調べ、同様に、2回目が3回目を、3回目が4回目を、4回目が5回目を次々に予測できるのかどうか検討した結果を図示したものです。

　この図によれば、第2群の1回目の描画の写実性得点は、2回目の写実性得点を予測し、また非整合性得点を予測します。第3群の1回目の描画の静態性得点は、2回目の非整合性得点を予測します。第1群においては1回目の描画特徴で2回目の描画特徴を予測できたものはありませんでした。つまり早期に退院しその後の経過が安定している第1群では、入院直後の1回目の描画から2回目の描画にかけて、症状の改善に伴い描画特徴が大きく変化して予測ができなかったことを示しています。上記の退院群の傾向は活動性、写実性、整合性得点が徐々に高まる傾向にあることを示しましたが、ここでの結果は、そうした得点が高まるとしても、全体的印象でみると、質的に変化しており、予測はできなかったということになりそうです。

　そして第2群と第3群で同じ描画特徴を予測しているのは、第2群の1回目の写実性が2回目の写実性を予測していることだけで、他は別の描画特徴を予測していました。つまり、繰り返しになりますが、第2群の1回目の写実性が2回目の非整合性を予測し、第3群の1回目の静態性が2回目の非整合性を予測していました。第2群、第3群は再入院した群ですが、いずれの群も1回目の

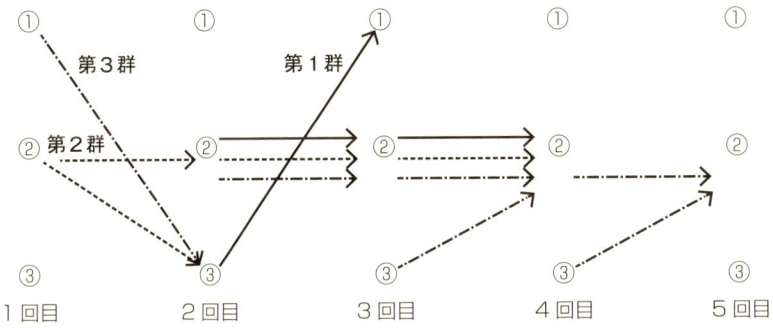

図69 ①静態性、②写実性、③非整合性のそれぞれの次の描画の予測（横田，2005
より）

写実性と静態性が、2ヵ月後の非整合性を予測したのですから、描画の全体
的な視点の統一が崩れることを予測していたことになります。視点の統一が
崩れることは、全体的な精神症状の不安定さを暗示しますので、入院2ヵ月
の時点でまだまだ不安定な状態にあったことがうかがわれます。

2回目の描画の写実性は、第1群、第2群、第3群のいずれにおいても3回目
の描画の写実性を予測しました。そして3回目の描画の写実性は4回目の写実
性を予測しました。このことは、入院2ヵ月後の描画の写実性は、4ヵ月後、
2年後の描画の写実性を予測できることを示しています。短期的に描画に崩
れが認められても、入院後2ヵ月で写実性は安定したものが得られ、その後
その写実性はその個人の中で安定したものとして維持されることを示してい
ます。視点の安定した確保が描画に対して維持されることになるということ
と思われます。

4回目の描画から5回目の描画における予測において、写実性の予測ができ
たのは第3群においてのみでした。第1群と第2群は、写実性の予測ができて
いません。このことは2年目から5年目にかけて第1群と第2群では写実性の質
的な転換が起こっていることを示唆します。

これら以外の描画特徴の予測についても少し触れておく必要があるでしょ
う。第1群の2回目の描画の非整合性得点は3回目の描画の静態性得点を予測
していました。非整合性の特徴は、他極に圧倒されて自極が維持されないよ
うな状態を示していると先に述べましたが、第1群ではそのような状態のも
のが入院4ヵ月までの間に静態性を予測したのですから、他極の圧倒するよ

うな迫力が和らげられたことを暗示します。

　また第3群の3回目の描画の非整合性が4回目の写実性を予測し、同様に4回目の非整合性が5回目の写実性を予測していました。この予測は、症状が改善されるにつれ、非整合的な特徴が写実的なものに変化することを示しています。83頁の図61で描画特徴の仮説的な推移を示しました。その際に「非構成→分離→変換」とその推移をまとめました。ここでの結果をこれに関連づけ、前二者（非構成・分離）を非整合性の特徴とみなし、最後の一つ（変換）を写実性とみなすと、この推移は非整合性から写実性への予測に対応していると考えることができます。統合失調症の患者さんの非整合性の特徴は、長期経過の中で写実性の特徴に変化し得るということでしょう。そうした特徴が、統合失調症の症状が安定化したと印象づけることにつながります。

● 経過の予測モデル

　さて以上に示してきたような描画特徴の予測結果をもとに、統合失調症の経過モデルを、第1群に当てはめて考えてみたのが図70です。この図の横軸は時間経過、縦軸は描画の混乱した様子を総合的に示したものです。この図で示したことは入院直後に描画は非常に混乱したものとなり、その描画は次

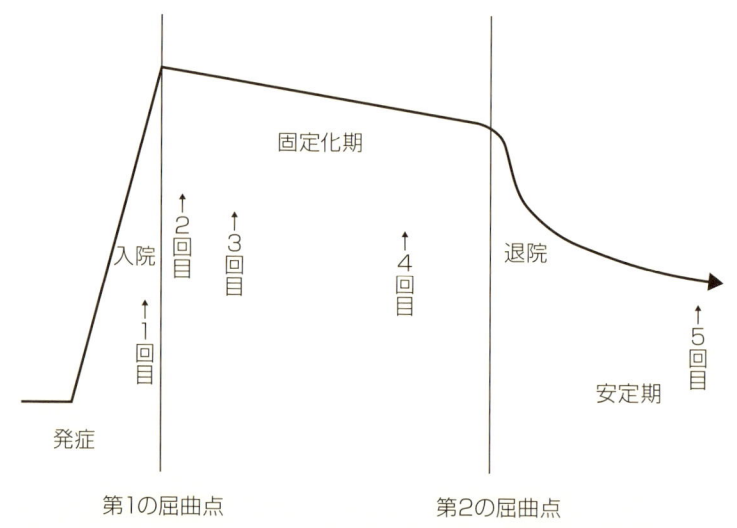

図70　描画特徴の経過による安定化のモデル（横田，2005より）

の描画の特徴を予測できないほどのものとなります。予測できないということを屈曲点があることで示しました。2回目以降の描画はそれぞれ次の写実性を予測できていましたので、滑らかにつながる直線でつなげました。わずかに下降しているのは写実性が改善する傾向を示しています。それが2年目から5年目の間で大きく低下する地点を想定しました。ここに第2の屈曲点があり、写実性が予測できなくなりました。つまり写実性がさらに質的に改善するということで、その後は写実性の安定性が維持されるというモデルです。このように、描画を通してみると、統合失調症の安定にかなり長期的な経過が必要であることを示唆しています。

　統合失調症の描画にみられる大きな崩れた特徴は、徐々に改善し、その人らしい描画が持続的に現れるようになるのに2年ほどかかり、さらにそれが安定して維持されるようになるのに5年経過が必要であったことをこの図はモデル化したものです。もちろん統合失調症の患者さんの経過は予測困難な面が多く、これほど単純なモデルでの説明は不十分なものですが、少なくとも描画特徴と症状の改善傾向との対応をみるための目安にはなると思います。

引用文献

横田正夫・伊藤菜穂子・青木英美・清水修（2002）精神分裂病患者の描画特徴による予後予測の試み.『精神医学』44, 867-875.

横田正夫（2005）精神分裂病患者の予後予測指標の臨床心理学的研究.（課題番号14510168）平成14年度～平成16年度科学研究費補助金（基盤(C)(2)）研究成果報告書

第9章　症例検討Ⅰ

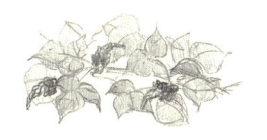

　第8章の長期経過の検討では、統合失調症の患者さんの経過についてのモデルを提示しました。このモデルは描画特徴が屈曲点をもちながら変化することを図式的に示したもので、全ての患者さんに当てはめて捉えられるほどの強固のものではありません。このモデルで言っていることは、いくつかの描画特徴の変遷を経て、ある一定の特徴の描画に長い年月を経て落ち着いていくということです。

　この長い経過の中では、患者さんの抱えるライフサイクル的なテーマが描画に入り込んできていることがよくあります。そのライフサイクル的なテーマは描画の流れだけからでは捉えきれず、病歴や看護記録を参照し、全体的な出来事の推移を描画に当てはめて考えると明らかになるようなたぐいのものです。

　ともすれば描画に奇妙と思わせるような内容のものが描き込まれることがありますが、その奇妙さは、実は患者さんにとって切実なライフサイクル上のテーマに絡んで描き込まれていたのだと了解されることもあります。

　ですので、第8章で示した経過モデルを参照枠にして、個々の描画の推移を読み取り、さらには病歴や看護記録を参照することで、描画の理解が深まってゆくということになります。そこでここでは一人の患者さんの症例について病歴、看護記録を参照しながら、描画の流れをみてみたいと思います。この症例については簡単に一度報告したことがあります（横田，2008）が、今回はより詳細にその後の経過も含めて描画との関連を検討してみます。

症例A　男性（入院時30歳〜）

　Aは同胞2名の長男として出生しました。高校時代の成績は良かったのですが、妹に暴力を振るうことがあり、精神科を受診することになりました。大学には一浪して合格し、下宿生活となりました。この頃精神科の外来を受

診して薬の投薬を受けていましたが、薬は飲まなくなってしまいました。その結果、精神症状が活発となり「女の子がみんな僕のことを好きになってしまった。男子学生が嫌がらせする」と訴えるようになりました。そのため精神病院に入院となりました。精神症状は改善し、やがて退院となりました。その間大学は、休学していました。そのため大学を卒業できたのは、28歳のときでした。

　卒業後、就職活動をしますが、職は見つかりませんでした。外来通院はしていましたが、Ａは主治医に「世の中の女の人は全部僕のことが好きだ」と言い、それがどうしてわかるのかについては「目を見ればわかる。それと歌詞を見てもわかる。みんな僕のことを歌っている」と説明することがありました。処方されている薬を飲んでいるので「インポになってしまった」と訴え、「体外受精する」とも主張しました。家では「盗聴器が仕掛けられている」と興奮し、親に暴力を振るうことがありました。そのため、30歳のとき、精神病院に入院となりました。

　入院後の経過を3期に分けてみることにしましょう。

●第1期（30歳〜34歳）

　入院した当初は夢が現実に入り混じって訳がわからなくなる、怖くなっちゃうと訴えられました。入院半月後には比較的安定し外泊に出られるようになりました。しかし家では一睡もできないまま帰院しました。このとき、精液をコップに溜め、家の外の塀の上に置く異常行動が出現しました。世の中の娘は皆僕を好きだというのがこの行為の理由でした。

　入院4ヵ月後の外泊時に、「夕食のときに毒を盛られてインポテンツになってしまった」と訴え、帰院を拒否することがありました。このときは何とか説得して帰院することができました。この外泊の最中には、このままでは駄目になるのでオーストラリアに家族で移住すると言い張り、同意しない親に暴力を振るいました。このときの暴力に耐えかねた母親は、その後、主治医に繰り返し手紙で外泊させないほうがよいのではと訴えるようになりました。

　入院後5ヵ月経過して、精液を戸外に出すことはなくなりましたが、顔面に違和感を訴えるようになりました。

　母親は、Ａのノートを盗み見し、Ａが外泊時に外出するのは外で待っていれば女性が迎えに来ると確信しているためと知り、心配となり、主治医に手

紙で社会復帰できるまで退院させないでほしいと繰り返し訴え続けました。

　Aは主治医に「女性から好かれている、たくさんの子どもがいる」と語ることがありました。Aは外泊のとき「お母さんは僕がずっと退院しないほうがいいんだろう」と訴えましたが、それに対し母親はAに「社会復帰できるようになれば退院できる」と説明しました。

　32歳のAの外泊のときに母親から主治医に電話があり、Aが「東京に行く、歌手になる、女の子が待っている、母親も連れて行く」と訴えたと語りました。さらには、母親が東京への同行を拒否するとAは怒りだし、煙草を買いに行っては「女の子が待っているはずなのにいない」と言ってまた私に向かって怒る、と語りました。

　Aは外泊時に母親を段るようにもなりました。

　主治医が退院について家人と相談してくるようにAに伝えますと、Aは家人に「外泊は1日が限度で、退院は大学を出てから一度も働いていないので働けるようになってから」と言われたと報告しました。この頃、顔面の違和感に加えてトイレで便が紙に付着するのでどうしてもたくさん使ってしまい、毎日トイレットペーパーの1ロールを購入しないと間に合わないようになりました。

　33歳の頃、外泊に出てもイライラ感が強くなりました。病棟では「夜誰かに襲われるような気がして怖い、変な夢を見て襲われる、剃刀で襲われるような夢を見た」と訴えました。

　その後も顔面の違和感の訴えは繰り返され、また便が粘っこいので1ロールを3回で使い切ってしまうとも繰り返し訴えました。この頃、母親の手紙でAの様子が知らされました。それによればAには凄い力があり、退院したら芸能界に入り、病院の友達や看護師さんたちが皆応援しており、芸能界に入れば必ず成功する力があると主張しているということでした。母親が心配して芸能界は厳しいと言っても受け付けないので、主治医に向かって地道な仕事をするように気持ちを持っていってほしいと頼みました。

　34歳の頃、「大学4年生の頃から女性にモテた、自分を見ていた、目を見ればわかる」と訴えました。外泊のときには母親の動作が遅いとイライラし、文句を言うようになりました。

　母親はAのノートに恋愛のことが繰り返し書かれているのが心配で、主治医に恋愛妄想が取れるまで、社会復帰ができるまで入院治療をお願いします

と手紙で訴えました。

●第2期（35歳〜39歳）

35歳になっても、顔面の違和感の訴えは続いていました。

Aは主治医に「退院したい、芸能界に入りたい」と笑いながら語りました。主治医が普通の仕事はと問うと、「それは考えていない」と返事しました。

家への外泊は続けられていました。36歳になる頃に「退院したい、僕も年だし、そろそろ自立したい」と言い、「地道な仕事は嫌なので芸能界に入りたい」と訴えました。顔の違和感は「目と目の間、鼻の上のほうがムズムズする」と限局するようになりました。「外泊して顔のところが変になってしまうことがある」、「顔の中が恐怖、どうにかなってしまうように感じてしまう」とも訴えました。

また、この頃になると「タレントになりたい、母も1年ぐらいして駄目なら別の仕事に移れと言った」と語りました。

Aは「病院の女性患者は知っているが普通の女性は知らない」と述べ、結婚相談所に行ってみたいと述べたことがありました。母親は外泊時のAの行動について、「地道な仕事をする気がなく、芸能プロダクションに勝手に申し込みをし、夜になると繁華街に出かけてゆく」と手紙で主治医に知らせてきました。

その後の外泊でも「結婚相談所に電話することがあった」と母親は主治医に手紙で知らせてきました。Aはある芸能プロダクションの第一次審査に合格し、「第二次審査があるので土日の外泊を取りたい」と言い出しました。結局、このオーディションは不合格となりました。その後もオーディションを受け続けますが第一次審査で落ちてしまいます。しかし諦めきれずに書類を提出し続けました。結局書類の返事はなく経過しました。父親はAの仕事を見つけようとしましたがそれも結局見つからないままとなりました。

主治医は書類が今度落ちたら次の春までは静かにしていることとAに伝えました。

37歳になってAは「外泊に出ていたときに芸能プロダクションの第一次審査に受かったので第二次審査を受ける」と言い出しました。母親は主治医が駄目だと言ったことを伝え、やめさせました。このときAは母親に「いつまでも入院して身体が子どもを産めない身体になってしまうから退院したい」

と女性化した内容を語り、さらには「退院するには仕事を見つけてこいと先生が言う」のだと語り、「汚い仕事は嫌なので芸能界なら合格すれば退院させてくれるから受けたい」と言い出しました。このことを母親はやはり手紙で主治医に知らせてきました。

身体の違和感については、「毎日風呂に入ると顔が変わってしまう」と訴えるようになりました。

「外泊したときには草むしりの仕事をしている」とも語りました。

「頭が圧迫されるような気がする、生殖機能が落ちている、草むしりして少し落ち着いた」とも語りました。

やがて病棟の複数の女性患者がAを泣かせたがっていると思うようになり、「毎日泣いている、辛い、頭が苦しくなる」と訴えられました。

芸能プロダクションへの応募が続くので、主治医は入院中なのでプロダクションはやめてくださいと禁止しました。

39歳になってもオーディションを受けるが落ち続けました。落ちたら諦めるとAは言い、主治医との約束は覚えているものの、オーディションを諦めきれないでいました。Aはそうしたとき、ぽろりと「仕事がないとさ、退院できないしね」と主治医に語りました。

その後も定期的に外泊は続けられました。

● 第3期（40歳以降）

Aが40歳になって、母親は病気がちになり、しばらく入院することになりました。そのため外泊ができないことがありました。

しかしまたすぐに外泊ができるようになりました。ところが、お盆のときの外泊で目を痛くすることがあり、このことがきっかけで外泊を嫌がるようになりました。

41歳になって、父親が外出に連れ出すことはありましたが、それも母親の調子が悪くなると実現されませんでした。父親はAに「いつか退院して親の面倒を見なくちゃ駄目だ」と言うようになりました。Aの芸能界デビューの夢は失われたわけではなく、仕事について尋ねられると、「先生の許可がでたらオーディションを受ける」と変わらずに訴えました。

Aは「早く退院して親の面倒を見たい」と言うようになりました。女性患者の胸を触ろうとして躓いて食堂のガラスを割ってしまうことがあったのも

この頃のことでした。

　42歳になってベッド周辺の整理ができなくなりました。看護師の指導があってもベッド周辺の整理はできないままでした。

　Aは「長男として社会復帰できますか」、「長男として家を継ぐことができますか」と主治医に聞くようになりました。しかし看護師の指示には2、3回言われないと理解できないことに気づかれるようになりました。

　Aは主治医に「お父さんが40歳代で退院させたいと言っているんですよ」と訴えました。

　43歳になるとAは「40歳代で社会復帰したいんです」と言い出しました。病棟内での行動にまとまりがなく、ロッカーの鍵のかけ忘れが起こるようになり、現金を盗まれるということが起こりました。

　44歳になると物忘れが目立つようになり、ロッカーの鍵の自主管理ができなくなり、看護室で鍵の管理をするようになりました。主治医から記銘力の低下が指摘されるようになりました。患者の状態は徐々に悪化していきました。父親が来院時に「家内の調子が悪いので私としてはずっとここでお願いしたい」と主治医に訴えました。

　46歳の頃に、来院した父親は、身体疾患で手術を受け、身体の調子が悪いこと、母親の状態も良くないことを主治医に語っていました。Aは日付・時間の失見当識がみられるようになりました。Aは社会復帰したいがどうしたらわからないと訴えました。

　その後は同様な状態で推移しました。

描画の変遷

　Aに対して、入院中に定期的に描画テストを実施したわけではありませんが、14枚の描画が得られています。それらの描画は樹木画、病棟認知地図、草むらテストでした。それぞれの描画の特徴を第1期〜第3期のそれぞれに対応させてみてみたいと思います。

● 第1期の描画
　第1期には2枚の描画が得られました。31歳のとき（図71）と34歳のとき（図72）の樹木画でした。

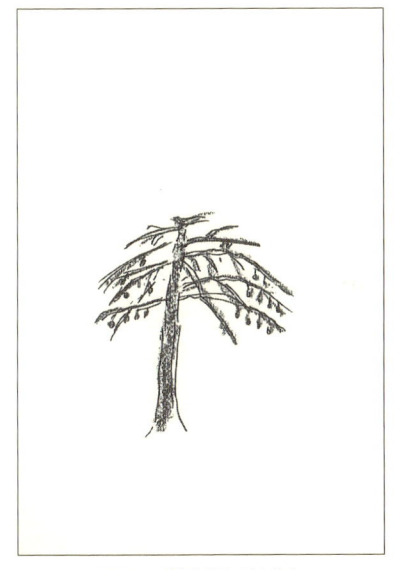

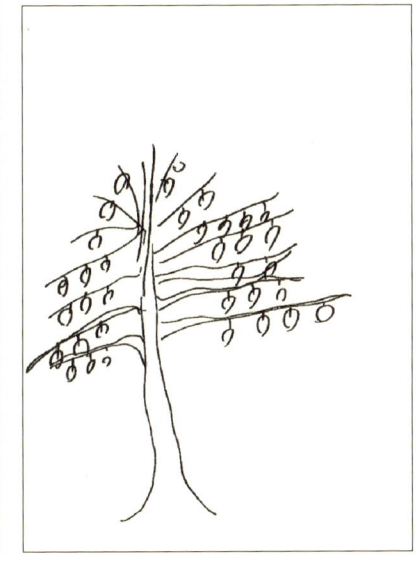

図71　樹木画（31歳）　　　　　図72　樹木画（34歳）

　31歳の描画時は、入院後9ヵ月経過していました。このときＡは入院して6ヵ月経ってから嫌な考えに抵抗できるようになりましたと語っていました。表情には締まりがなく、口に籠ったような話し方をし、大口を開けてあくびをすることもしばしばでした。接触は表面的なものでしたが、拒否的ではありませんでした。

　さて図71と図72の2枚の樹木画のいずれも二線の幹で先端は開放でした。枝は二線で、34歳時のものでは枝は一線のものもありました。実は各枝にたくさんつけられています。このように樹木は全体的に捉えられており、樹冠はないものの、幹、枝、実が基本的には相互に重なり合わないように描き出されています。

　ただ図71をみるとわかる通り、一部の枝は交差していますが、枝の線は二重写しになっており、背後の枝の線が透けて見えています。つまり枝間の前後関係は適切に描き込まれているわけではなく、どの枝も、同じ平面上に重ねられているとみることができます。幹に枝がつけられ、枝に実がつけられるといったように部分に部分を連ねるような表現になり、平板な描画となっています。

図71と図72を見比べてみますと、図72のほうが、枝のつけ方の複雑性が失われ、ほぼ平行に線が引かれ、幹の上に行けば行くほど枝の長さは短くなり、さらには一線の枝が増えています。右側の枝の下から3番目のものは、二線の枝の上の線から実がなっているように描かれています。そして幹は上部で付け足しになっていますが、幹の線はうまく延長して引かれているわけではありません。

　このように図72は図71に比べ平板化がより進行し、また細部の歪みが顕著になっているとみることができます。

●第2期の描画

　第2期では4枚の描画が得られました。3枚は樹木画、1枚は草むらテスト、1枚は病棟認知地図の描画です。

　樹木画は、35歳（図73）、37歳（図74）、39歳（図76）のときに描かれました。

　これらではいずれも二線の枝に大きな実が一つなっています。

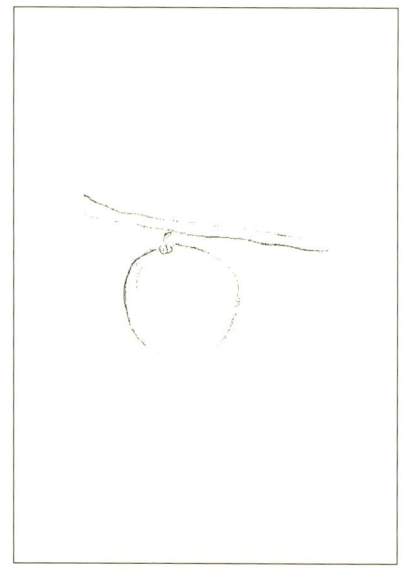

図73　樹木画（35歳）

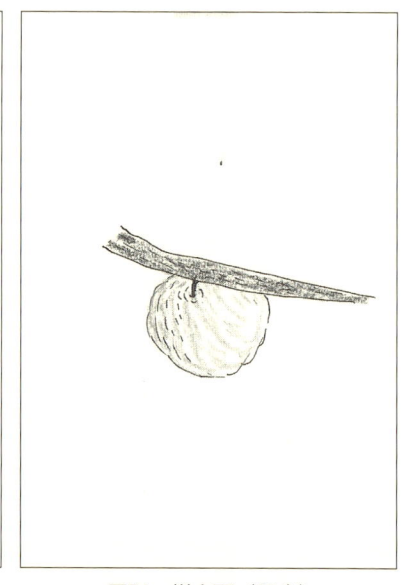

図74　樹木画（37歳）

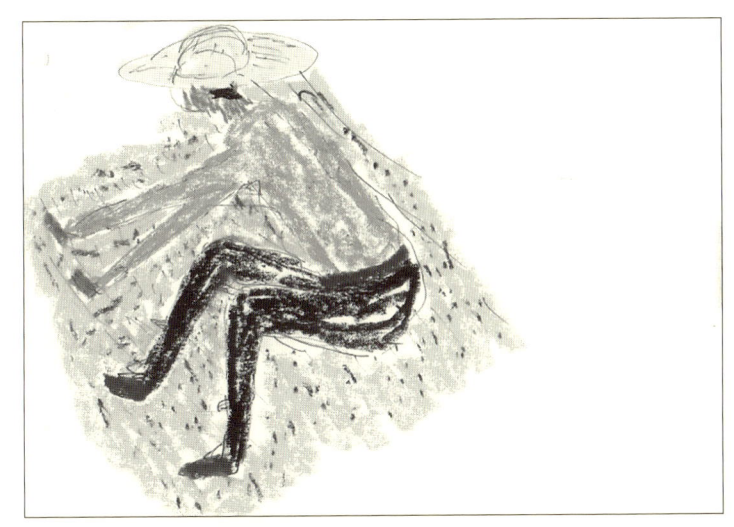

図75　草むらテスト（37歳）

　第1期に描かれた樹木画と同じ人が描いたのかと思われるほど大きな変化が起こっています。

　図73は線が薄いのでわかりづらいですがリンゴらしい実の左側の輪郭に沿って影の線が引かれています。図74の実はこれよりも少しわかりやすくなっています。実の左側には点線が引かれており、影が示され、彩色された色も左側が密に描かれています。さらによく見ると枝についている実の蔕は、斜めにつけられ、枝が実に重なって描かれています。つまりやや俯瞰に描かれ、三次元的な表現がされていることがわかります。さらにこの図74は、影と色彩の濃さ、そして蔕のつけ方、さらには枝と実の重なりによって遠近感がより強調されて描かれています。この遠近感は図73の描画よりさらに精緻なものとなっています。

　しかしこの遠近感の精緻さは図76では失われ、図73と同様なものに戻ってしまいました。つまり実の左の輪郭線に沿って影に相当する線があるのみで、枝、蔕、実の関係は横から見たものになっており、遠近感が強調されているわけではありません。

　図73、図74、図76のような枝と実の三次元的な表現は、草むらテストの500円を掴んでいる手の表現、あるいはコーヒーカップが受け皿に載ってい

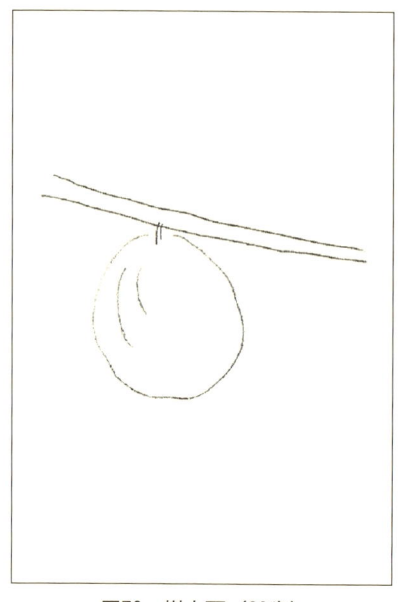

図76　樹木画（39歳）

るところを描くという課題で得られた描画に対応していると思われます。すなわち、一部の狭い部分の関係であれば三次元的に描くことができるというものです。この頃のAは、そうした部分の表現においては三次元的な表現ができることを示していたわけです。

　では図74の描画の後に描かれた図75の草むらテストの描画はどうだったのでしょうか。

　図75の描画では人物は腰を曲げ、地面に手を伸ばし、頭には麦わら帽子をかぶっています。草むらテストの「草むらに落とした500円を探している自分を描いてください」という課題で、描画要素の「草むら」「500円」「自分」を全て描き込むのが統合失調症の一般的な傾向なのでしたが、図75では500円は省略されています。つまり探す動作に内包されており、動作の暗示によって探しているのだから描かれなくてもよいという表現になっています。さらには統合失調症の患者さんは課題に含まれた描画要素以外のものを描き加えることは比較的少ないのですが、この描画では麦わら帽子が描き込まれていました。

　こうした柔軟な描画は、図74の樹木画が三次元的な空間を描き出していることに対応し、的確な描画要素間の関係を描き出せているとみることができます。

　さて図77はAが病棟認知地図を描いたものです。病棟を上から見たようにどこに何があるか描いてくださいと描画を求められてAが描いたものがこれでした。

　この地図は一見して明らかなように病棟全体を捉えられています。しかしよく見ると、地図の下部は、廊下に四角の箱が左右に3個ずつ付け足されていることに気づきます。そしてそれら四角の間の空間は本来デールームのあ

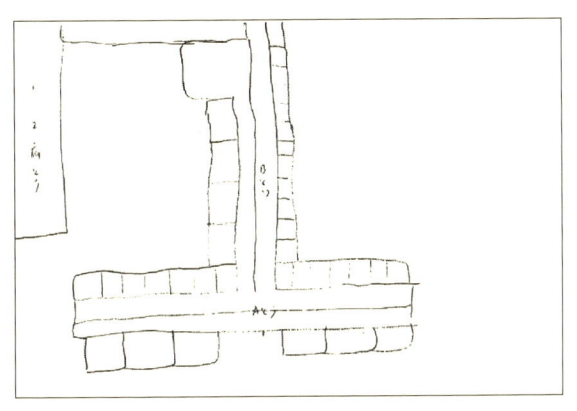

図77　病棟認知地図（39歳）

るところなので、四角の線に対応して病棟の外壁が描き込まれているべきところなのです。それに対し廊下の上側の部屋は全体を部分に区切るような仕方で部屋が示されています。つまり部屋を一つひとつ付け足すような描画が廊下の下部にあり、部屋の配列を部分に区切るようにした描画が廊下の上部にあることになります。部分志向の認知地図の描き方と全体志向の認知地図の描き方が混在していることになります。部分志向の認知地図の描き方は第1期の樹木画の幹、枝、実をつなげてゆくような描き方と同様なものであり、全体志向の認知地図は第2期の樹木画の三次元的な表現に対応したものといえます。つまりAは、樹木画が三次元的に描けるのがその部分の描画においてのみ可能であったことと対応して、病棟の全体的な表現においてはその部分に並列的な表現が現れてきてしまっていたのでした。

● 第3期の描画

　第3期の40歳代には5枚の描画が得られていました。いずれも草むらテストによる描画でした。得られたのは40歳（図78）、41歳（図79）、42歳（図80）、45歳（図81）、46歳（図82）のときでした。

　40歳のときの描画（図78）では、人物は膝を地面につけ、500円のほうに手を差し伸べ、さらには両方の手で500円を指差しています。顔は正面向きでありますが、帽子は横向きになっています。500円は草むらの中にありますが、人物は草むらの中にいることが描かれていません。つまり一部は描画

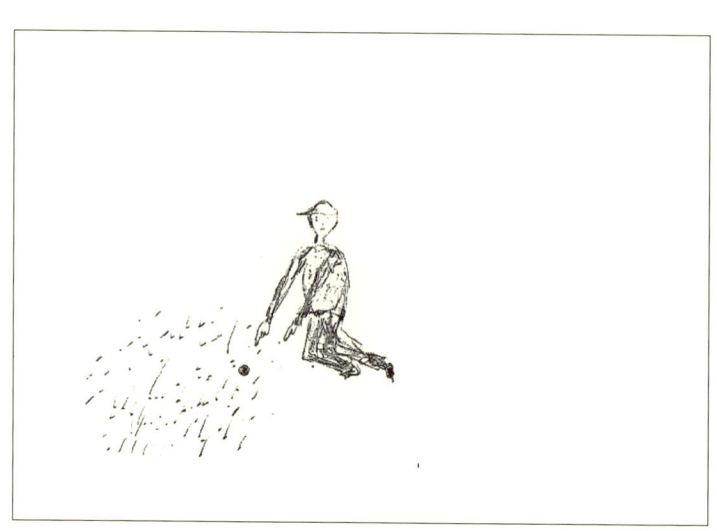

図78　草むらテスト（40歳）

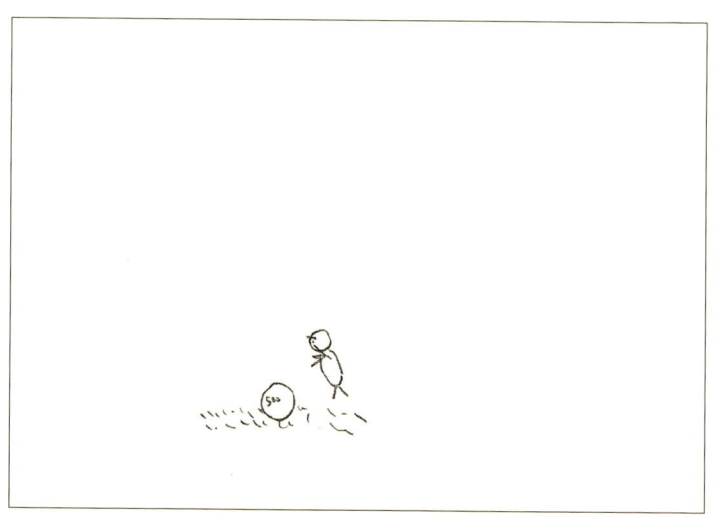

図79　草むらテスト（41歳）

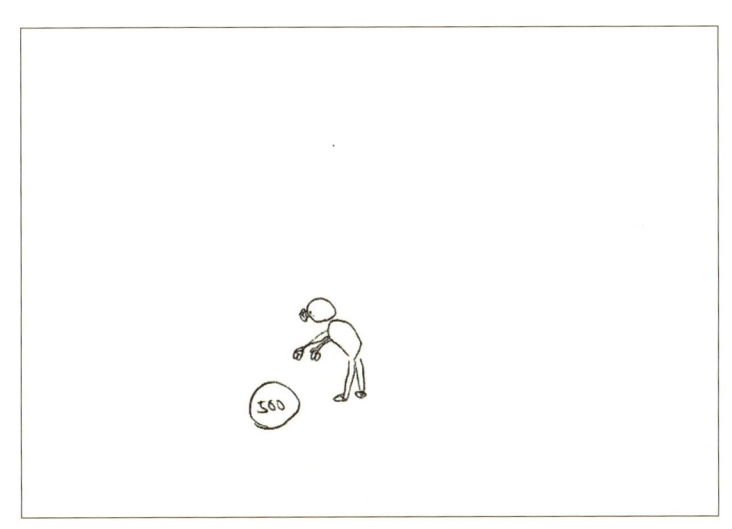

図80　草むらテスト（42歳）

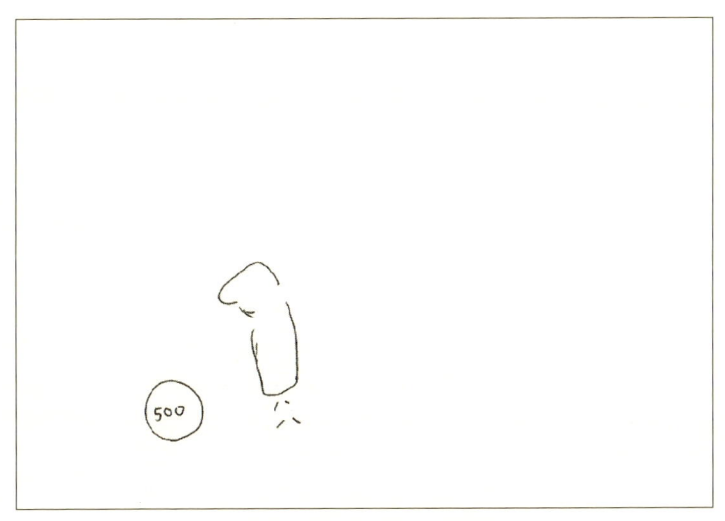

図81　草むらテスト（45歳）

要素間の関係を描けていますが、一部はそれに失敗しています。

　41歳のときの描画（図79）は、草むらの中にある500円は巨大となり、人物の身体とほとんど同じ大きさになっています。人物の身体は丸で描かれ手足は棒になってしまいました。草むらの上の500円は、上から見たように円形で示され、人物が真横から描かれていることを考えれば、500円を描く視点と人物を描く視点は異なっています。

　42歳のときの描画（図80）も図79と同様に500円は大きく描かれています。しかし図79に描かれていた草むらは描かれず、500円は虚空に浮いています。人物には前かがみの姿勢は描かれていますが全体的に輪郭線のみで、図79の顔に描かれた目と口は図80では明瞭ではなくなりました。むしろ目が飛び出ているようにみえます。500円は円形なので、真上から見たような形であり、人物は横から見たような姿なので、両者を捉える視点は異なっています。

　45歳のときの描画（図81）では、人物の描き方はそれまでのものに比べ単純になり、頭と身体はひとくくりの輪郭で示され、腕はなく、足が棒で示されています。その人物は巨大な500円と並置されています。500円は円形であり、真上から見られたような形態であり、人物が横向きなので、両者を捉える視点は異なっています。

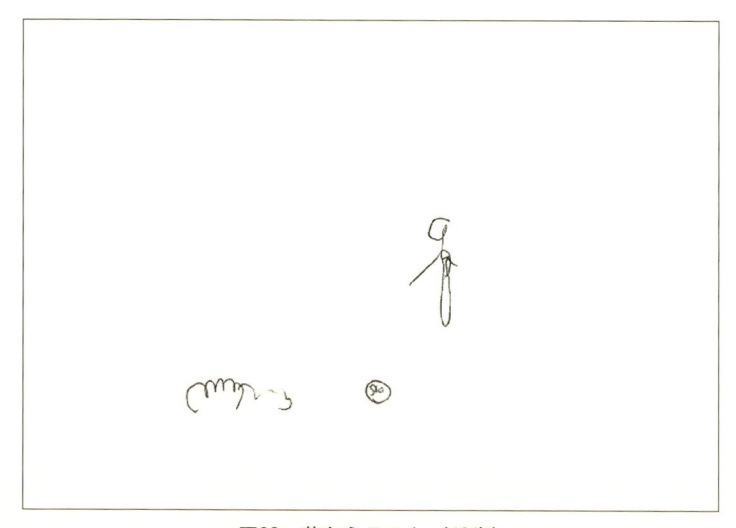

図82　草むらテスト（46歳）

46歳のときの描画（図82）では、500円は小さくなりましたが、草むら、500円、人物は空白の空間をあけて描かれています。人物は虚空に浮いているようにもみえます。頭は丸、胴は輪郭線で、両腕は単線で描かれており、足は描かれていません。

　以上のように図78から図82までの草むらテストの描画を並べてみると徐々に全体的なまとまりが失われ、並列的、断片的な傾向が顕著になってきていることが理解されます。

　その後Aが54歳のときに描画を求める機会がありました。図83は樹木画、図84は草むらテストの描画です。

　図83は縦に伸びた2線で幹が描かれ、その中段にバナナらしきものが

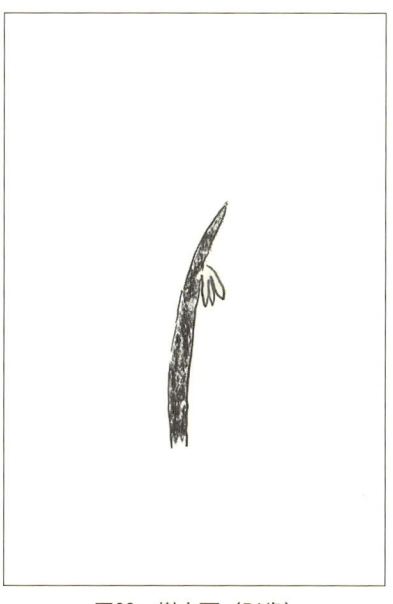

図83　樹木画（54歳）

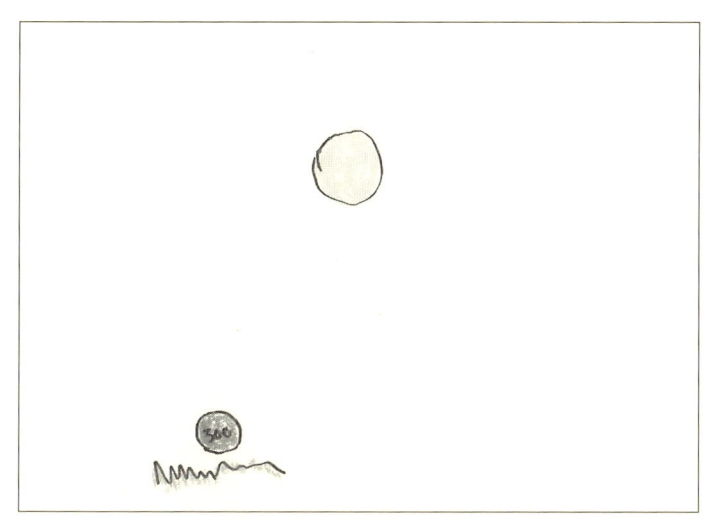

図84　草むらテスト（54歳）

一つつけられています。第2期に描かれた樹木画は枝に実がなっているという表現は保たれていましたが、図83はそうした表現が失われ、幹に直接実がなっています。樹木画がより単純化されているとみることができます。

　図84の草むらテストでは、草むらの上の空間に500円が浮かんでおり、さらにその上方に黄色で色づけされた丸が浮かんでいます。人物らしきものは描かれていません。500円は丸く描かれているので上からの視点から見られているものであり、草むらは横からの視点から描かれているので、視点の統一はとれていません。しかも500円が草むらの中にあることの表現もできていません。それぞれの描画要素間の関係は適切に描かれているわけではなく相互に空白の空間をあけて並べられています。位置情報だけが草むらの上となっているにすぎません。したがって全体的に断片化が図82よりも進行しているとみることができます。

状態と描画の関連

　第1期のAは仕事を探しに出かけようと意欲的になっていましたが、両親との間には軋轢が生じていました。この頃の樹木画をみると木の形態としては幹、枝、実から構成され、重なりはなく平板な構図になっています。

　第2期になるとAは歌手になるためにオーディションに出かけてゆくといった行動化がみられるようになりました。この頃の樹木画は実が大きく一つ描かれるのみでした。鉛筆描きのものでは目立たないですが、37歳のときの彩色されたものでは明らかなように実には色の濃淡がつけられ立体的に描かれています。さらには枝と実の関係においても重なりが描かれ、遠近感の表現が成り立っています。

　この間に描かれた草むらテストにおいても人物は草むらの中にあり、麦わら帽子をかぶるといったように、場面に適合的な表現ができていました。

　つまりオーディションという一つの目標を追い求めるのに対応するように大きな実が描かれ、仕事を見つけたいという願望が、草むらの中で探している自分を描くというように適合的な表現になったように思えます。

　しかしそれが第3期になると、歌手になる夢を主治医によって禁止されたAは、状態が悪化し、記銘力の低下も認められるようになりました。それと並行するように草むらテストの描画のまとまりは失われてゆきました。

まず500円が巨大となり、最終的には草むら、500円、自分を相互に関係づけることに乏しく、羅列的、断片的なものとなりました。巨大化した500円は、この頃患者さんが訴えていた「両親の面倒を見る」という目的を叶えるためにはお金が必要であり、そうしたお金への関心の強さを反映していると思えるようなものでした。Aにとってお金が圧倒的な迫力をもって迫ってくるような対象となったということでしょう。ロッカーの鍵をかけるのを忘れ、金を盗まれることも実際にあったのですから、お金の喪失はAにとって脅威となっていました。

　以上のように症例の描画をみると、第1期のものは幹、枝、実という描画要素を付け足してゆくような表現であり、それぞれの要素の重なりを描かず二次元的で、平面的でした。しかし彼が三次元的な表現ができないわけではなかったことは第2期の描画で明らかになります。実は枝の背後にあるように描かれ、三次元的空間を描くことができ、しかも実には濃淡も描かれ、実の丸みも表現されています。草むらテストの描画要素、草むら、500円、自分の関係も、自分は草むらの中にあり、500円は探している動作に内包され、描かれず、探していることは動作によって示されているといったように、全体的に統合された描画を描くことができていました。注目すべき点は、彩色された樹木画と草むらテストは同じ日に描かれたものであり、その描画順は樹木画、草むらテストの順であったことです。つまり実を強調するような描画を描いた後の草むらテストは、彩色された範囲は限定的ではあるにしろ、全体的にみると統合的なものであったのです。

　しかし第2期の終わり頃の病棟認知地図では、部屋を並べる断片的な描画法と全体を区切るものとが同時に出現していました。描画の断片化の兆しが見えています。

　そして第3期に入ると描画要素間の関係づけが失われ、断片化が進行しました。断片化の進行は、人物が単純な形態からやがては描かれなくなるといったものであり、500円は巨大化し、しかも真上から見られたような形態となり、草むらもマットのような四角い領域のものから横一線のものへと単純化しました。つまり描画要素のそれぞれが単純化しながら、それぞれが独立に相互に関係がないように断片化したのです。その経過を図示すると図85のようになります。

　図85の横軸は時間経過で、この軸に従って第1期、第2期、第3期の代表的

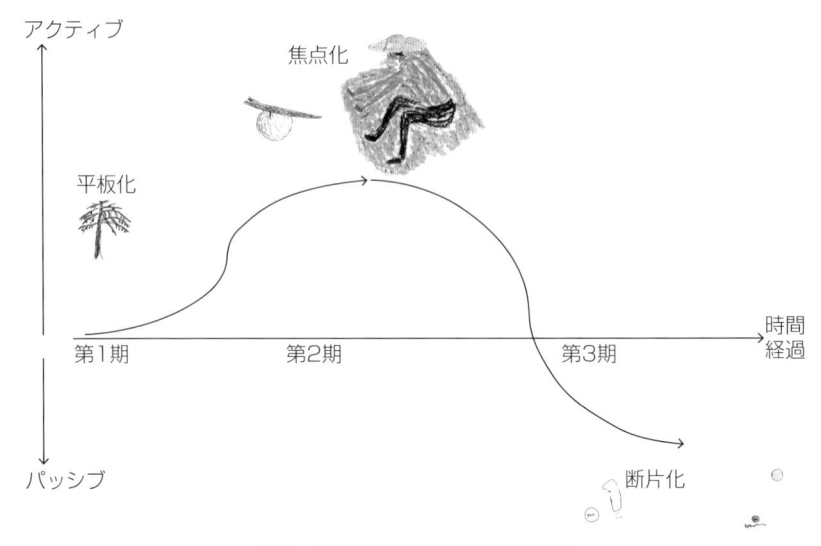

図85　時間経過に伴う描画の変化

な描画を並べました。縦軸は上の方向にアクティブ、下の方向にパッシブな傾向を示しました。アクティブと示したのは特に第2期に結婚相談所に電話したり、芸能プロダクションに応募したりと外への行動が広がっていることを示しています。この時期は仕事を探すことに集中しており、それも芸能プロダクションの審査を通って芸能人になるといういわば非現実的なものでした。そうした非現実性が巨大な実を一つ描くこと、それでいて草むらの中にいる人物を描くといった適合的な表現に対応していました。こうした表現ができたことが、病棟内での比較的安定した日常生活に示されており、Aの異常性はもっぱら母親が手紙で指摘する行動パターンで知られていたということに対応しています。アクティブ方向の向かう先が母親であり、母親への暴力や母に示すイライラ感に集中していたといえます。

　それが第3期にはパッシブになり、外泊には出られず、父親との外出がせいぜいで、それも父親からの「両親の面倒見るように」という要望に応えられないAは徐々に記憶が怪しくなっていったのです。ここには歌手になるという生きがいを禁止され、生きがいを喪失した絶望感の反映をみることもできます。Aにとってお金の存在がますます重要になり、親の世話をしなけれ

ばならないといった使命感もお金への執着を加速したことと思われます。

　そうした状況で得られた描画にお金の巨大化が起こり、人物は逆に貧弱になっていきました。その極端な表現を図84にみることができます。図84では人物は丸で示され、身体がありません。500円の存在はあっても、自身の表現がない、というこの描画は、500円という他極に圧倒され、自分の身体という自極が失われてしまったことを示しています。そこまで他極が圧倒的であり、自我の成り立ちが失われてしまうほどになっていたのです。

　第2期に示されていた職業を得るという生きがいが、第3期にはお金を得るという執念に変質し、その極点において自我の喪失が起こってしまって、お金のみが対象化されてきているということが起こったとみることができます。

草むらテストの縦断的分析

　草むらテストの課題は、繰り返しになりますが、「草むらに落とした500円を探している自分を描いてください」というものです。この課題で求めていることは、草むらの中にいる自分、自分が500円を探している様子、草むらの中にある500円を描くことです。つまり草むら、500円、自分といった三つの描画要素をそれぞれ関係づけることを求めています。

　Aの描画では、草むらの中にいる自分が描かれているものから、自分が草むらから離れ、草むらの中にいる自分が描かれなくなる経過がありました。最初の草むらテストの描画では自分の動作によって探していることが描かれ500円は描かれていませんでした。しかしその後では500円が描かれ、それが自分と同程度の大きさになってしまっていました。草むらと500円も分離して、離れ離れになり、三つの描画要素が羅列されるだけとなりました。つまり三つの描画要素が統合されたものから分離されるようになり、最終的には羅列的となったのです。

　このように個人の中に、経過とともに統合度の異なる描画が得られていました。第8章の経過の検討では、5年経過すると安定した描画が得られるようになると述べましたが、Aの描画においても、5年ごとの区切りで描画の変化が起こっていると見てとれます。第1期から第2期にかけては二次元的な部分をつなげる表現から三次元的な表現への質的な変換、第2期から第3期にかけては三次元的な表現から再び二次元的な表現への変換が生じています。第

3期には部分をつなげる表現すら放棄されていますので、第1期よりも描画の統合のレベルは落ちています。その推移は図85に示した通りです。こうした描画の変化は、明らかに描画構造の変化として記述できるでしょう。

　しかも描画構造の変化は、患者さんの行動のアクティブさを伴っていました。すなわち全体的に統合された描画（構造がしっかりしている描画）では行動はアクティブであり、それが断片化する描画（構造が解体している描画）では行動はパッシブであるという関係です。アクティブ、パッシブというのはエネルギーの量（活動量）の高低で対応づけることもできるでしょうから、Aのエネルギー水準が高いときには描画構造が保たれ、エネルギー水準が乏しくなると描画構造が保てなくなると関係づけることもできるでしょう。第1期の樹木画や第2期の病棟認知地図の描画は、アクティブとパッシブの中間にある段階で得られるような描画で、樹木画は平面的ではありますが断片化はなく、病棟認知地図は一部に断片化が認められるような段階です。この意味では樹木画と病棟認知地図では構造が比較的保たれているとみることができます。

　つまり描画構造は、Aが保っているエネルギー水準（アクティブ―パッシブ）と、それに対応する統合失調症の解体の程度とを反映していると考えることができるのです。

　さて以上ではAの経過報告が構造の解体で終わっていますが、それはこのまま同じレベルに留まることを意味しているわけではありません。5年ごとに変化が起こると先に述べました。統合失調症の患者さんの描画の変化には一定のサイクルがあります（横田ら，2014）。Aの場合、統合から解体への一つのサイクルが経過したように思えますので、続いて解体から統合へのサイクルが起こることが期待されるのです。そうしたサイクルの変化の兆しを、描画を通して捉えられないものかと念じています。

引用文献

横田正夫（2008）統合失調症の10年経過の臨床心理学的検討.『日本大学文理学部人文科学研究所研究紀要』*76*，119-132.

横田正夫・青木英美・小野建二・湊崇暢・原淳子（2014）描画に著しい断片化のみられた2症例の検討.『日本大学文理学部心理臨床センター紀要』*11*，5-24.

第10章　症例検討 II

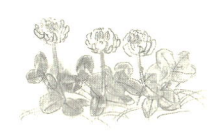

　第9章の症例検討では男性の長期入院の例を検討しました。第10章の症例検討では女性の長期入院例で、退院に至った症例を検討することにしたいと思います。この症例についてはすでに報告したことがあります（横田ら，2011）が、その後の展開も含め、ここでは新たにまとめなおしをしています。

症例B　女性（入院時34歳〜退院時57歳）

　4人同胞の長姉として出生しました。小学校、中学校、高等学校と大禍なく過ごし、高校卒業後、医院に准看護師として7年間務めましたが、理由なく辞職してしまいました。退職後、習い事などして1年間過ごしましたが、徐々にわがままとなり、徘徊し、警察の保護を受けることがありました。耳元でささやきかけてくる声があると言い出し、何か身体の中に入ってくると訴えることもありました。こうしたことがあり、34歳のとき、某精神病院を受診し、入院となりました。約3ヵ月で軽快し、退院となりました。しかし家では無為自閉の生活を送り、家人の言うことは聞かず、食事もとらないので、C病院に入院となりました（34歳、診断は統合失調症でした）。

　以後57歳で退院するまで、一度も退院することなく継続入院が続きました。

　入院経過が長いので3期（1期：34歳〜47歳、2期：48歳〜52歳、3期：53歳〜57歳）に分けて述べてみたいと思います。

● 第1期（34歳〜47歳）

　入院当日は自室でにこにこしており、服薬については「もう飲んだ」とさりげなく拒否しました。汚れた衣服を平気で着ており、注意されても着替えようとはしませんでした。入院している理由については問われても何も語らず、異常体験についても訴えることはありませんでした。他の患者さんとの交流は少なく、話しかけられなければ、他の患者さんと話をすることはあり

ませんでした。この頃、外泊した際、家族が入った後の風呂には絶対入りませんでした。

35歳になって、夜寝てから変な音が聞こえる、意地悪しているのかしらと訴えるようになり、その後、身体の中にいろいろなものが入ってしまったと訴えるようになりました。最初、右耳にカエルが入ってしまった、と訴え、鉄の管が首に刺さってしまったのを取らなかったら身体の中に入ってしまったので気持ちが悪い、と訴えました。布団カバー、タイヤ、笹などが入ってくると訴え、36歳になる頃には、人間の身体が入ってくると訴えるようになりました。同時に、いつ頃退院できるのか、退院してから就職したい、との訴えも続きました。

37歳の頃に、看護師の勉強は死ぬまでやりますと語り、毛布が絡み付いているからとハサミで咽のところを突こうとしたこともありました。テレビを観ていたら女王蜂が出てきてそれで男の人の手や足が自分の腕から入ってしまった、コッケルが陰部の中に入っている、と訴えることもありました。

38歳の頃に、退院に関しての訴えが続く時期がありました。退院いつになりますか、退院はいつ頃になりますか、まだ退院にならないですか、と繰り返されました。社会復帰のための外勤作業に出ているときには、何時間もトイレに入り、仕事ができないでいました。トイレから出られない理由として、秀吉の霊が出て、ウンチを肛門につけてしまい、便が出たり出なかったりするので、きれいにするのに時間がかかる、というものでした。外勤を休む理由に、秀吉の末裔が身体の中に入り、お尻のところにいるので、気分が悪くて休んだ、と述べたこともありました。さらには、秀吉はいなくなったけど蛇腹みたいのが足の中に入ってしまった、会陰部というんですかそこに蛇が入っちゃった、と訴えました。

39歳の頃には、退院にならないですかね、との訴えがあり、トイレにて転倒することがありました。正看護師になる夢があり、看護学校を卒業しているわけではないのですが、3月に看護師の試験を受けていいですかと訴えることがありました。この訴えは続き、看護師の試験を受けたいんですけどダメですか、と繰り返されました。看護学校を卒業していないから試験は受けられないという主治医の説得に対して、受けられると知らせがありましたと、納得しませんでした。

40歳の頃には、外泊中に東京方面に出かけてしまうことがありましたが、

これは看護師の試験を受けるためというのがその理由でした。資格試験のためにスカートをお父さんが持ってきてくれたので看護室に呼ばれたかのかと思ったと述べることもありました。トイレに行ったとき、男性患者の声がして、外陰部より性器を挿入させた、意地悪しているみたいだと訴えられました。別の男性患者の気持ちみたいな等身大のものがトイレの前にあってそれが身体の中に入って困っていると述べることもありました。先日父が外陰部にキスしてきた、と訴えたこともありました。そんな父ではないと思っていたからがっかりしたと述べ、父は綺麗好きな人と思っていたのにそうではなかったと語ることがありました。このことがあって、先日お葬式に行ったのは二番目のお父さんが死んだから、私にはいっぱいお父さんがいる、と訴えるようになりました。父が交通事故を起こして1度死んじゃったんですが、生き返ったんです、と訴えたこともあり、また別のときにはお父さんが死んだのでX病院に行かせてもらいたい、父は10数人いるがその中の父2人と母1人が死んだ、と訴えました。お父さんが死んだり生きたりするので……お母さんも困っているんです、とも訴えました（この頃、132頁に載せている図86の家周辺の認知地図の描画を描いてもらいました）。

　41歳の頃には、蛇の親類でピッコロというのが会陰部にくっついているんです、と訴えました。さらには蛇が頭の中に入っている、陰部の中にもいる、と訴えました。看護師試験を受験したい希望も語られました。私が料理を作っているとき背中からお父さんが入ってきた、とも訴えました。外泊してお父さんお母さんの心が身体の中に入ってしまった、とも訴えました。

　42歳の頃には、家の父ですが私の身体の中にオシッコして困っています、お父さんが私の身体を悪さしている、と訴えました。43歳の頃には、弟の嫁が男性になっている、2人か3人弟がいる、と訴えました。44歳の頃には、家が火事になって3部屋ばかり燃えてしまった、と訴えました。父が意地悪している、肝心なところに手を入れたりしている、あるいは父が私の上に乗って何かしているような気がする、と訴えました。弟についても同様に、弟が悪さして身体に入った、と訴えました。45歳の頃には、病院近くの商店に父が居座っていると思い込み、今日二番目のトイレに入ったらお父さんに便を入れられた、と訴えることがありました。さらには、お父さんが死んだお母さんが死んだと聴こえてきます、と訴えました。弟が交通事故を起こしてしまったので心配、と（そのような事実はなかったのですが）訴えました。

46歳になると、今私のお母さんが死んだって聴こえたんですけど、お父さんの身体の具合が悪くて昨日亡くなったみたいです、と訴えました。さらには弟も妹も交通事故を起こしたのではと考えていたら本当に事故を起こしたみたいですね、お母さんが亡くなったって聴こえたんですよね、と訴えました。お父さんが心臓弁膜症でX病院に入院したと聴こえた、とも訴えました。水戸黄門の殿様役の人が肝心の所を私に入れちゃった、両足に睾丸が入っている、以前勤めていた医院の先生とそのお母さんが肝心のところを悪さしている、触っていると訴えました。また病棟の男性患者の身体が入って、大事なところを悪さされた、との訴えもありました。

　以上のように1期にはさまざまな訴えが繰り返されていますが、その内容をみてみると、身体の中に入ってくるというテーマに統一されていることがわかります。当初は、物が身体の中に入ってくると訴えられましたが、やがて人間が身体の中に入ってくると訴えられるようになりました。これと並行して、陰部に何かが入ってくると訴えられるようになり、それが蛇の頭と特定され、さらには他の患者さんが身体の中に入って陰部に悪さをすると訴えられるように変化しました。その後、その悪さをするのが父親となり、場合によっては弟とみなされるようになりました。その間、Bは正看護師になる夢を持ち続け、看護学校を卒業しているわけではないのですが、看護師試験を受ける希望を持ち続けていました。こうしてみると30歳代の中頃から40歳代の後半にかけて、身体の中に入ってくるという体験が性的なものに集中してくるようになり、さらには資格をとることにも執着していることがわかります。これはBの中年期におけるテーマの中に性の問題と職業獲得の問題があることを示唆しています。

　しかしこれらの問題は、この期間に解決をみることはありませんでした。そのため、次の時期には、それへの反応が起こってきているように思えます。それは意識障害が疑われるといったような心的機能の低下があるからです。

●第2期（48歳〜52歳）

　48歳の頃、簡単な減算ができず、軽い意識障害を疑われることがありました。しかし、この状態は数日で改善しました。

　洗面所で相変わらず何度も洗面し、入浴も最後まで入っていることが続きました。

この頃、主治医が「退院できると思う？」と問うと「はい……」と答えることがありました。さらに主治医が続けて「退院を考え始めたのはいつ頃？」と問うと「今日この頃というか先生に言われたから」と答えていました。1期に執拗に退院が訴えられたのと極めて対比的な応答です。

　弟が来院し、父の死亡（80歳）が伝えられました。墓参りに外出し、帰院しても「年だから仕方ないですね」と動揺することはありませんでした。

　その後も弟の身体が入ってしまっている、ごく最近入ってだんだん薄くなっているみたいだけど、と語ることがありました。さらには昨日、一昨日変な夢を見た、亡くなったお父さんが黒い身体で私の中に入っちゃったみたいな、と訴えました。そして、弟妹の交通事故にあったという話が繰り返されました。そのような事実があるわけではないのですが、Bは確信して語っていました。

　子どもを産んだことはないのですが、私の子どもが死んでしまった、とも訴えました。赤ん坊が生まれて弟が困っているようなことを言っていた、とも語りました。

　49歳の頃、肝心なところに血液みたいのが入っちゃう、親戚の人が悪さしているみたい、と訴えました。手を洗っていて男の男根が手に入ってしまった、とも訴えました。50歳の頃、お母さんが、3時40分頃、心臓が止まってしまった、と訴えました。子どもが自分のお腹に入っちゃった、とも訴えました。

　別の病棟の男性患者のオチンチンを咽まで入れちゃった、と訴えたこともありました。

　52歳の頃、赤ちゃんがいるんです、背中に赤ちゃんが入っている、と訴えました。看護師になる夢はまだ続いており、先生試験受けていいですかと主治医に訴えました。主治医が、何の試験と問うと、看護師の試験ですと答えていました。主治医は、その願いを、ダメです、と却下しました。その後、亡くなった天皇陛下が入っちゃった、モリが股間に入っちゃって……、などと訴えられ、お母さんが脳溢血らしい、とも訴えました。

　「入ってくる」と訴えることは続いていますが、入ってくるものが猿の惑星が入ってきているとか、千と千尋のおばあさんが入ってきた気もしたけど、と映画やアニメーションのキャラクターといった現実的なものではなくなってきました。

この時期には、死の影が色濃くなり、弟妹の交通事故についての訴え、母の心臓が止まったといった訴えが続きました。その一方で、身体に入ってくるのが赤ちゃんになりました。さらには映画やアニメーションに関連したものになりました。男根についての訴えもあり、1期には身体全体であったものが、男根に限局されて訴えられるようになりました。テーマが、性的体験自体よりも子どもに移行しているようなのです。ライフサイクル論でいえば、親となり子どもを養育するというテーマが、こうした赤ちゃんが身体の中に入っているという訴えとして現れてきたとみることができます。看護師試験は主治医に断られることを予期しているように訴えられ、執拗さは薄れていました。

●第3期（53歳〜57歳）
　3期には退院について語られるようになりました。
　53歳の頃、同室の他の患者さんについて、いつも勉強していてえらいなと思っている、といった発言がみられ、他者をほめることがありました。また全般的に楽しいとか、料理教室で食べたラーメンが美味しかったと語られることもありました。秋ごろには退院したいんで、と担当看護師に具体的に時期が訴えられました。ＴＶの人が身体の中に入ってきて取れなくて困っていると訴えることがあるものの、また、お父さんが寝巻きのズボンの片方に入って邪魔している、との訴えもあるものの、身体の中に入ってくるとの訴えはなくなりました。この頃、風呂について、人の気持ちが入ってしまうのが心配と語られ、風呂に入れないことが繰り返されました。お腹の中にものが入ってしまったとの訴えはなくなりませんでした。その後担当看護師に対し、家の都合で外泊できない、親が年取って大変だから、と語ることがありました。外泊後、病院に帰院した後での担当看護師との会話では、母が入院し、寝たきりで、おかゆ作りが大変でした、と報告することがありました。
　54歳の頃にも、湯船に入ったら人の気持ちみたいのが入って邪魔している、との訴えが続き、一番に入ることがありました。男性患者に抱きつかれたんです、と訴えられました。その理由に、その男性の恋人に貰ったセーターを着ていたからかもしれません、と述べていました。男性が身体の中に入ってくるというものではなくなりました。その代わりにＴＶを観ていてフセイン大統領の気持ちが身体の中に入ってきてしまって困っているんですと訴えま

した。こうした訴えは続いていましたが、それによって行動が左右されることはありませんでした。作業のないときには本を読み、学がないから勉強しなくちゃわからないんですよ、と語っていました。

　55歳の頃、お母さん、外泊を待っているみたい、たまには外泊して顔をみせないとね、心配だから、と訴えるようになりました。56歳の頃、前にはいろんなものが入っちゃったけど今はあんまりない、と語りました。また、担当看護師の職場が移動するとき、「大変だね」と語り、また年末の外泊の調整を担当看護師に依頼し、それが決まると、ほっとした、と言うことがありました。こうした担当看護師への対応は自然なものであり、笑顔を見せるときにも自然なものとなっていました。57歳の頃、1年前、看護師に、1年経ったら退院したいと言った、それから1年経ったので退院したい、とBは主治医に直接訴えました。弟の受け入れには問題がなく、訪問看護を受けることを条件に、退院となりました。

　以上のように、3期でも身体の中に入ってくる体験は続いていましたが、それに捉われることは少なくなりました。そして料理を美味しいと感じたり、本を読んだりして、日常生活に楽しみを見出しているようでした。そして母親への心配が強まってきていました。そして高齢化した親の養護という役割がBに必要と感じられるようになったこともあって、退院への動機づけが高まり、弟の受け入れもあり退院となりました。もともと看護師志望であったBにとって、親の養護は、自分の夢の実現に相当するようなものであったと思われます。

描画の変遷

　描画の経過については、上記の3期に対応させて、変化を調べてみることにしましょう。1期は図86から図88まで、2期は図89から図94まで、3期は図95から図100までです。

● 第1期の描画
　1期は非常に経過が長いのですが、その間に描かれた描画は3枚と少ないものでした。しかも1枚は家周辺の認知地図、1枚は樹木画、1枚は草むらテストと、描画の種類も異なっています。しかし描かれたものが異なるとはいえ、

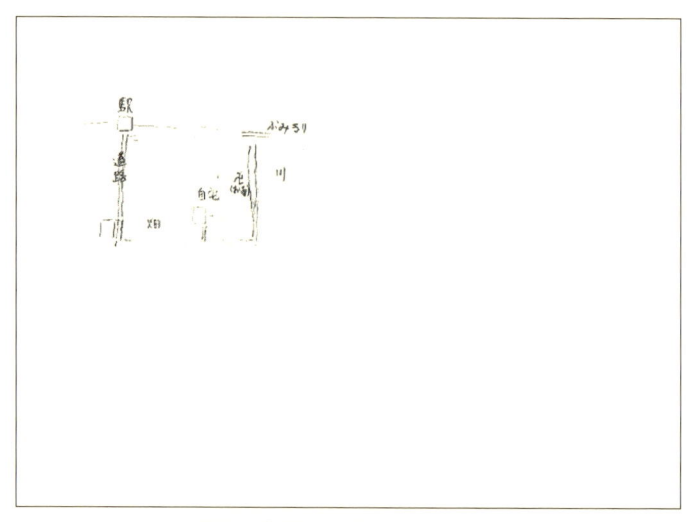

図86　家周辺の認知地図（40歳）

描き方には共通性が見出されます。

　図86は40歳のときに描かれた家周辺の認知地図です。この認知地図の描画は用紙の左上隅に描かれており、細い線で道が描かれ、駅から直接道が伸び、自宅までの道が付け加えられるようにして描画されています。道路は四角に配置され、目印になるような建物はほとんど記されておらず、自宅が孤立しているように示されています。つまりこの描画は、駅、道、家を並列に並べているのであり、全体を構造化しているというよりは、部分に部分をつなげる描き方となっているのが特徴です。部分が並列化してしまっています。

　45歳のときに図87の樹木画が描かれました。図86と同様に用紙の左上に小さく描かれるのが特徴です。幹と枝は全て1線で描かれています。しかしよくみると幹の線は微妙にうねっており、枝の数は幹の左右で違っています。枝は、幹に付け足されるように描かれ、その枝の先でさらに1線の枝が付け足されているものもあります。枝には葉がつけられ、また実もつけられています。葉と実は色がはみ出さないように、葉は緑色、実はオレンジ色に塗られています。このようにこの木は、幹や枝が太さをもたないものとなっていますが、葉は茂り、実は実っています。幹、枝、葉、実のつけ方はそれぞれをつなげるようなものとなり、部分に部分をつなげる形式は維持されている

とみることができます。葉と実の関係では一部重なりがあるようにもみえますが、そうした表現は葉と実といった小さな部分においてだけ可能であったわけです。

　Bは描画終了後この木を「バタンキューの木」と名づけました。「バタンキュー」というのは疲れ切って倒れるのと同時に眠りについているという状態を言い表す言葉でしょうが、その言葉通りの状態にあるというのがBの実感なのでしょう。つまり、自身のエネルギーが消耗し尽くされたような状態にあることをいっているのでしょうが、それにしても葉は茂り、実は実っているのですから、そこには余裕らしきものを感じます。

図87　樹木画（45歳）

　実はオレンジに着色されていますが、もともとは黄色でした。検査終了後、立ち上がったBは絵に視線を戻し、クレヨンを取り、黄色の上にオレンジを加えたのでした。黄色の上にオレンジが乗っていますので、色の深みが増しています。小さな部分ですが、こだわりが認められます。

　47歳のときに図88の草むらテストによる描画が行われました。描画は用紙の左側に偏って行われ、用紙の右側は広く空いています。左の端の草むらは高く茂り、人物に近づくにつれて低い草むらになっています。そして人物と重なるところにある草むらは、人物の腰、腿、足首あたりで重なり、二重写しになっています。人物の頭は大きく、身体は3頭身になっています。顔には眉目鼻口が描かれていますが、両腕は開かれ、正面向きで、足を開いて立ち尽くしています。

　この表現も人物の身体の部分をつないでゆくようなものとなっており、身体が硬直しているようにみえます。しかし女性らしい点は、スカート姿であることと、スカートには襞が描かれており、部分には細かなこだわりが認め

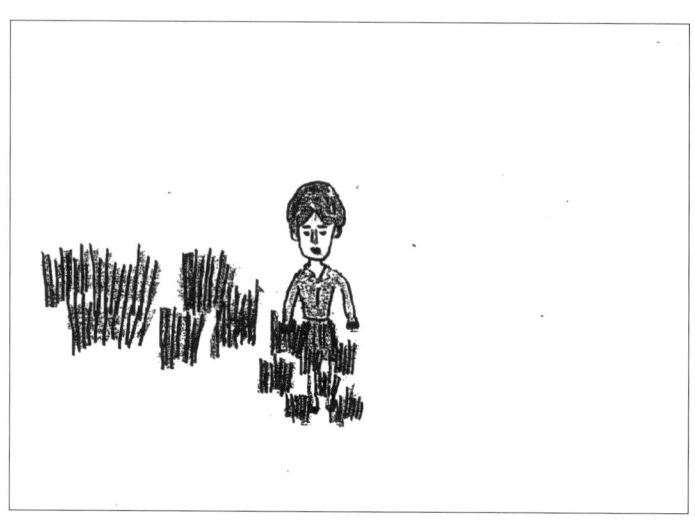

図88　草むらテスト（47歳）

　られることです。襟も描かれていますので、衣服には、一定の配慮が示され
ています。

　こうした衣服についての表現は、図87の葉と実のつけ方が丁寧であったこ
とと共通します。

　つまり二重写しといった空間表現の歪みが認められるにもかかわらず、細
かな部分にはこだわりがあり、描画が丁寧になされています。この頃のBは、
父親が複数いると思い込むといった認知障害が認められていました。

　以上のように1期の描画は、用紙の左上あるいは用紙の左側に偏って描か
れるというように、用紙全体が使用できていませんでした。描画の形式は部
分に部分をつなげるようなものであり、統合失調症によくみられる描画形式
が現れてきていました。

　図88の描画時は、入院後10年を経過していますが、異常体験は活発であり、
身体の中にさまざまなものが入り込んでくると訴えられていました。しかし
身体表現には歪みはなく、ただ草むらと二重写しになっているのが特徴でし
た。こうした二重写しが、外部の対象物が身体内に入り込んでくるというB
の体験には馴染みのものであったとも考えられます。図87の樹木画の幹が1
線であるというところにも、Bの身体イメージの弱弱しさが表れているとみ

ることもできます。

●第2期の描画
　2期には6枚の描画が描かれました。
　50歳のときの描画が、図89の樹木画
と図90の草むらテストの描画でした。
この二つの描画は、樹木画、草むらテ
ストと連続して実施されたものです。
　樹木画を描く際にBは、「木のイメ
ージがわかない」と言い出しました。
Bは、部屋の窓の外に目をやり、そこ
に見えていた枇杷の木を眺めながら描
画しました。描画は図87よりも用紙の
中央寄りに行われました。樹木の幹と
枝は1線で、葉がつけられています。
葉には葉脈が加えられており、葉のつ
け方は枝に対して左右対称というより

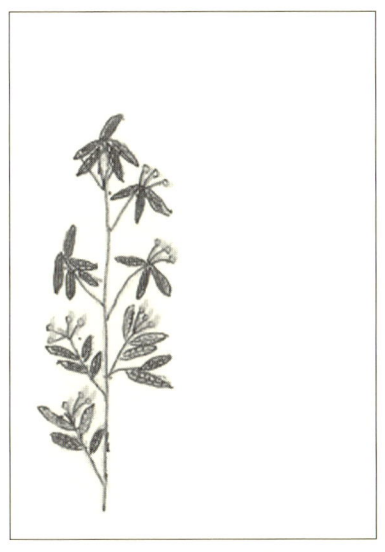

図89　樹木画（50歳）

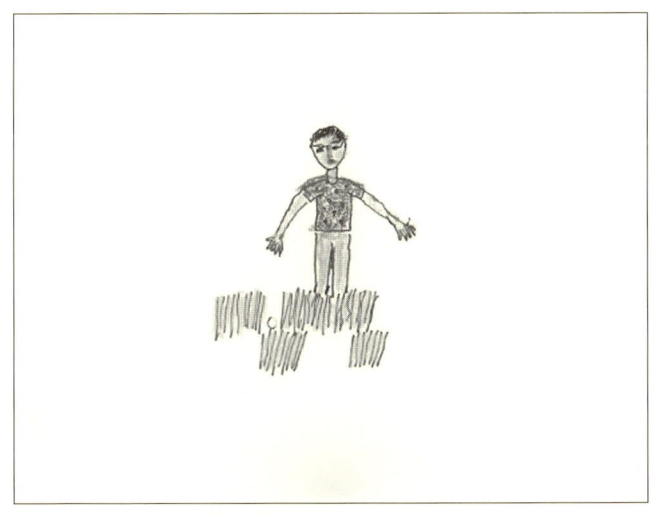

図90　草むらテスト（50歳）

は、非対称になっています。彩色は丁寧になされていますが、実の色づけは線をはみ出ています。図87では実は小さくとも線の中にきちんと色づけされていますが、図89ではそうした色づけのコントロールはできていません。

　草むらテストの描画も、樹木画と同様に用紙の中央に描かれています。人物は直立し、腕を広げ、手も広げています。パンツで半袖シャツを身に着けています。シャツには模様が描かれています。人物の足首は草むらによって隠されているように描かれ、重なり表現ができています。ここでも注意してほしい点は、顔がわずかに下向きになっている点です。その顔の向いている先の草むらの間に500円があります。このように注意深く全体が構成されていることがわかります。しかし彩色において、衣服の色づけははみ出ており、腕の色づけも一部はみ出ています。色づけのコントロールが十分にはできていません。

　そうしたコントロールできていない彩色と同時に描画時間は非常に長くかかっています。樹木画は25分、草むらテストは16分でした。こうした長時間の描画は、統合失調症の患者さんに稀ならず起こりますが、それでも長いほうではありました。

　同じ50歳の別のときの描画が、図91の樹木画でした。この描画では樹木が、用紙の中央に描かれています。幹と枝は1線です。実と葉は丁寧に描かれています。実は「無花果」とのことでした。無花果というわりには実に相当する部分は花を描いたようにみえます。Bは無花果の葉の形を検査者に尋ね、消しゴムを使用して、すでに描いてあった数枚の葉を消し、新たな形状で葉を描き足しました。実と葉、実と幹の間に二重写しの線があり、重なりを表現しようとしていますが、その表現に失敗しています。

　描画中、表情はにこやかでした。描画が終わってBは鼻くそをほじり、ポケットから千切ったトイレットペーパーを取り出し、さらに細かく千切り、鼻くそのついた指をぬぐいました。

　51歳のときの描画が図92でした。樹木画の描画です。用紙の中央に、花が描かれています。茎に当たる部分は1線で、枝分かれしている先も1線です。茎は左右に少し折れながら上方に伸びています。描画は図91に比べより単純化しています。すなわち三次元的表現が試みられていた図91に対して図92は全体的に二次元的となっています。

　図92は木の描画を求められていますが、花になってしまい、しかも全体的

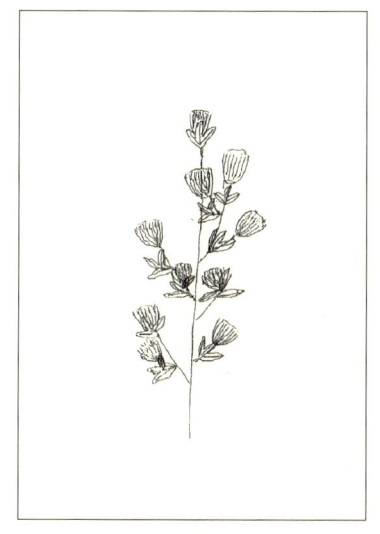

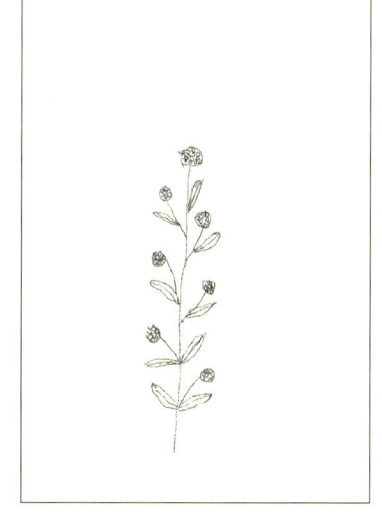

図91　樹木画（50歳）　　　　　　　図92　樹木画（51歳）

に押し花のように平面的です。部分に部分を連ねる特徴が顕著になりました。

　図92を描画した5ヵ月後に、描画を求めてみました（51歳）。しかしBは、30分間まったく動こうとせず、固まっていました。「考えがまとまらない？」と問うてみると、「まとまらない」との返事でした。このときは、これで中断としました。

　さらに5ヵ月後、Bが52歳になった頃、図93の描画を求めました。今度は、病棟認知地図です。

　図93をみると、一部の病棟は上から見たような見取り図となっていますが、一部の病棟は建物を横から見たような側面図となっています。つまり病棟全体の建物関係を一つの視点からまとめ上げているわけではありませんでした。視点の統一が認められないのです。自分の生活する病棟は見取り図になっていますが、自分に馴染みがない建物は外から見たように描くという構造です。

　52歳のときの描画は図94の描画です。これは、草むらテストによる描画です。描画に要した時間は30分でした。顔は幾度か消して描き直されました。描画途中俯いてしまって動かなくなることがありました。鉛筆が止まるので、居眠りしているのかと疑いましたが、そういうわけでもなさそうでした。描画後、部屋を退出した後再入室し、「目の上と下が焼けるので困る」と訴え

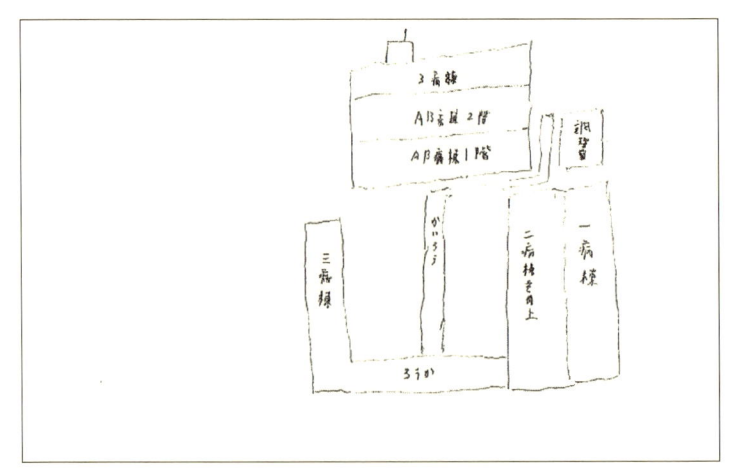

図93　病棟認知地図（52歳）

てきました。2年前に老眼になって眼鏡を作った頃から目に対する訴えが多くなっていました。「目が切られる」「目にメスが入った」「目が縫われちゃって開けられない」といったものでした。こうした目に関する異常体験が、Bが居眠りしているように見えたときに体験されていたのかもしれません。描画中、線の特定がしにくいのか、細かい線が幾度も重ねられて描画されました。構図は、人物が草むらの中にいるように描かれており、この構図は今までと同様でした。ただ瞳が加えられ、これまでの描画に比べると目がパッチリしたものになっています。

　以上のように2期にみられた描画は、用紙の中央に行われています。描画時間は非常に長いものであり、時には動かなくなってしまうこともありました。また描画が行われても、消したり、描いたりと、描き直しが多いのも特徴でした。色づけするときには色が線をはみ出てしまっています。病棟認知地図では視点を統一して描けていませんでした。

　この2期の初めの頃には軽度の意識障害が疑われたことがありました。上述のように、Bは描画時に動きが止まってしまうことがありました。また、目に関する訴えも多くありました。意識の集中を保てなくなったのと同時に目が見えにくいことが、描画線を特定することを難しくしていたのかもしれません。そのために描画時間が非常に長くなり、さらには図94にみられるよ

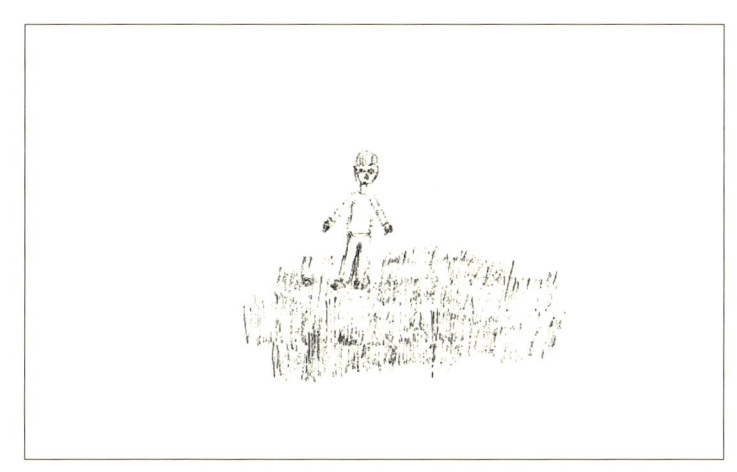

図94　草むらテスト（52歳）

うに、ためらいがちにたくさんの線が引かれていたものと思われます。この図94をよくみると、瞳は、足元の500円を見ているようにもみえます。Bは、身体は硬直させていますが、注意深く、目線だけで、探している動作を示していたように思えるのです。こうしてみるとBのこの時期の描画はエネルギーが枯渇してきていて、そのエネルギーを振り絞るようにして描き出されたようにみえます。そのために少し描いては止まるか、細かな線を描いては消し、描き直していたものと思われます。

●第3期の描画

　3期には、5枚の絵が描かれました。

　53歳のときの描画が図95の草むらテストによる描画です。しっかりした1本の線で人物の輪郭が描かれています。細かな線で描かれていた図94と極めて対照的です。しかし全体的な構図は同様です。人物はパンツ姿で直立し、正面向きで、草むらの中にいるように表現されています。目は小さいですがその中には瞳が点で示されています。こうした点の描き方は非常に注意深いものといえます。

　しかしそのわりに描画時間は短くなっていました。

　描画中、Bには自然な笑顔がみられ、全体的に柔らかな印象がありました。

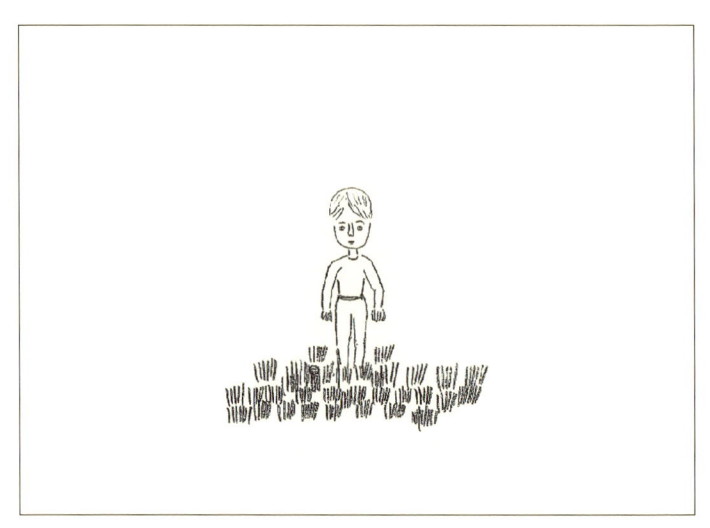

図95 草むらテスト（53歳）

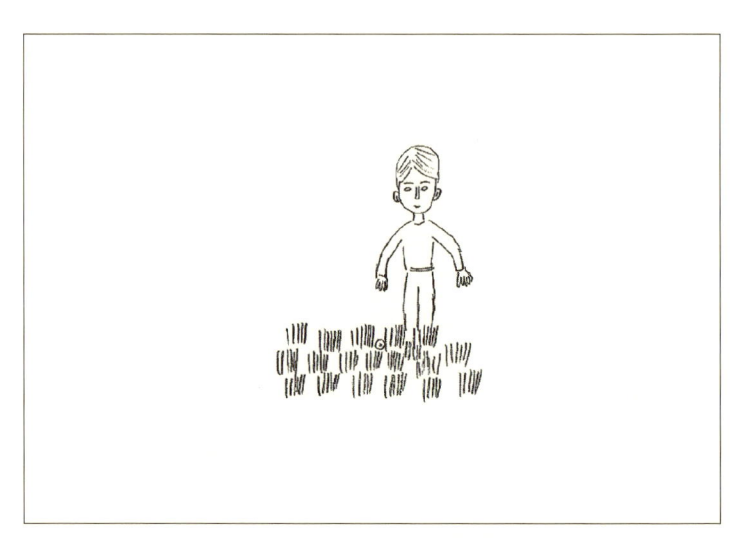

図96 草むらテスト（54歳）

この描画の表情のように柔和でした。この描画は、顔が大きく、3.5頭身ほどです。こうした頭身は、アニメなどでかわいいキャラクターの持っている特徴と同じです（横田，2016）。この描画もかわいらしくみえます。目線は足元に目立たずにある500円の方向を向いています。こうした視線の注意深い表現にもかかわらず、耳はなく、襟はありますが、袖の先は描かれていませんので、途中から身体が裸のようでもあります。

　54歳のときの描画は図96の草むらテストによる描画です。パンツ姿の人物は正面向きで、足は閉じられ、草むらの中にいるように描かれています。人物の目には瞳が描かれていません。顎がややとがり気味になっていますので、どちらかというと少年のようにみえます。描画中には笑顔がみられ、動作もきびきびしていました。描画時間は早く、筆圧も安定していました。

　顔には耳があり、手首には衣服の線が入り、草むらの間には500円が描かれています。全ての所在が明確に示されていることになります。人物の足は草むらに隠れていますので重なりが表現されています。人物の各部分は線を付け足すような描き方であり、草むらと500円も並んで描かれている点では非常に並列的な表現ですが、足と草むらの間には重なりが示され、部分的に遠近が描けているものとなっています。

　55歳のときの描画は図97の草むらテストによる描画です。人物の姿勢および全体の構図は変化がありませんが、人物の衣服はスカート姿となりました。目に瞳が点で示されています。左目は見開かれたようになっており、瞳は寄り目になっています。右目の瞳は中央にあります。そのため左右の目の印象が異なり、驚いた顔のようにもみえます。頬は丸くなり、女性らしさが増しています。

　描画を行う前には、手を洗い、トイレに入ってから走って来て「お待たせしました」と言っていました。描画中はにこにこし、動作もきびきびし、描画時間は短くなっていました。

　56歳のときの描画は図98の草むらテストによる描画です。この描画も図97と同様にスカートをはいています。髪の毛はやや豊かにふっくらと描かれ、女性らしさがいっそう増しています。Bは「いつもと同じ」と言いながら描画していますが、顔の線については消して訂正していました。そのため描かれた顔の表情は柔らかなものとなりました。目も瞳の中に小さく白い光点が認められ、表情が豊かなものとなりました。髪の毛はこれまでは分けている

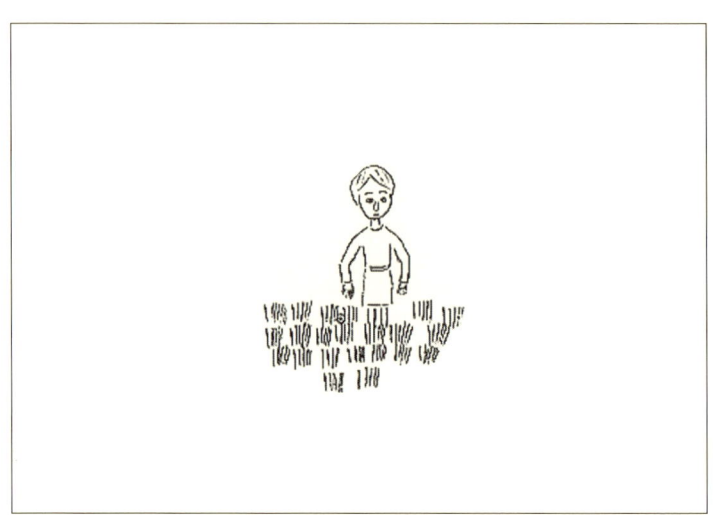

図97 草むらテスト（55歳）

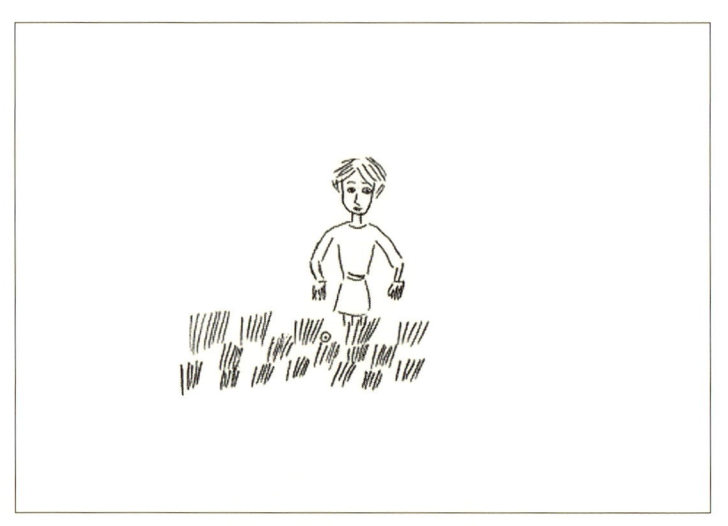

図98 草むらテスト（56歳）

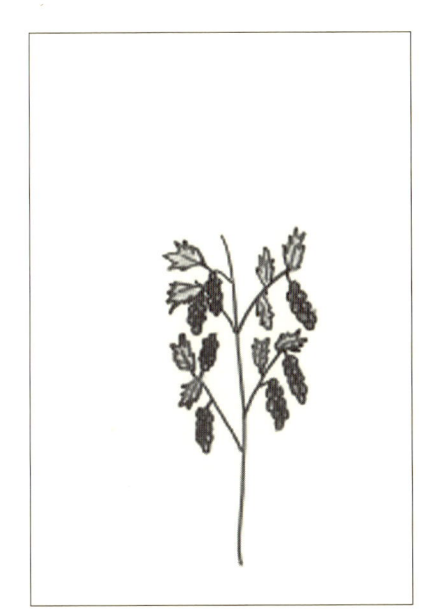

図99　樹木画（60歳）

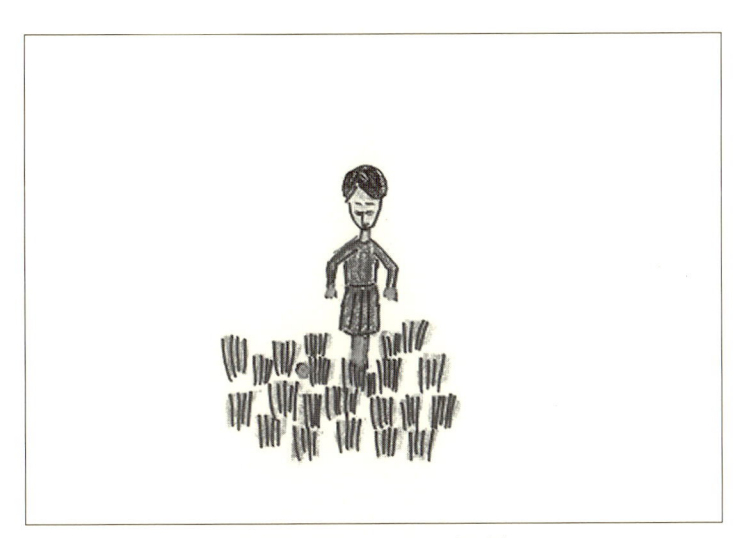

図100　草むらテスト（60歳）

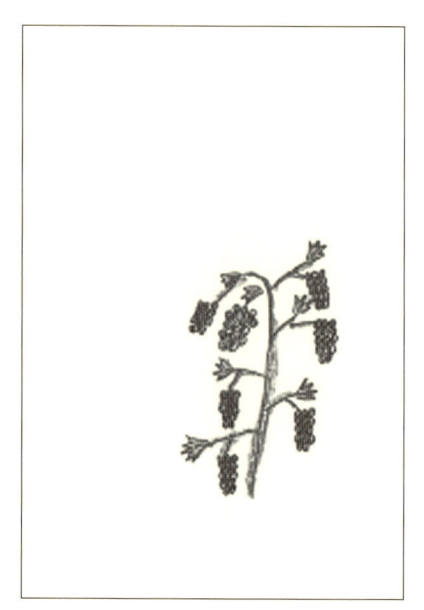

図101　樹木画（61歳）

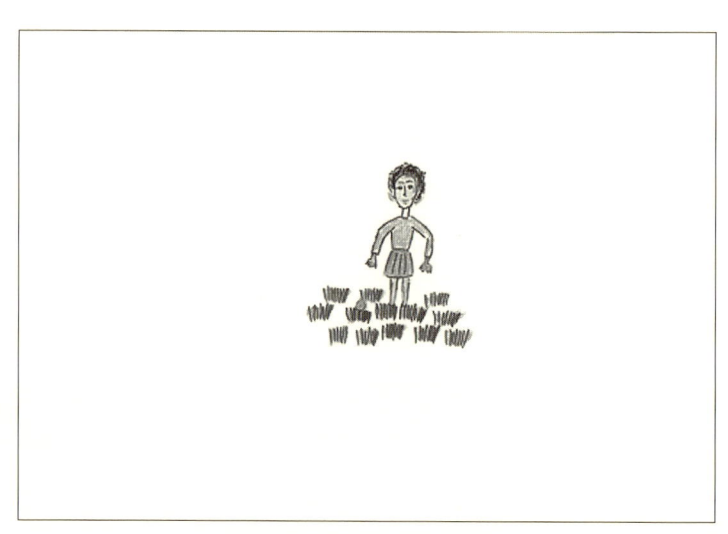

図102　草むらテスト（61歳）

だけの表現でしたが、今回はそれに加えて耳を隠すように髪が描かれています。草むらを示す線も不ぞろいになり、規則性が目立たなくなっています。こうしたことがあって描画全体が柔らかい感じのものとなっています。

　描画中はにこにこし、動作もきびきびしていました。異常体験について「こちらから入ってこちらから出てしまう」と語り、屈託なく笑っていました。

　これまでが入院中の描画です。

　60歳のときの描画は図99で、退院し、外来受診中の頃に描かれたものです。樹木画（図99）では、これまでのものと同様で1線幹の1線枝で、ブドウがなっており、一ヵ所でブドウの実が枝の前にあるように描かれています。三次元的な表現が、一部に認められていました。草むらテスト（図100）の描画では、スカート姿の人物は女性らしく描かれ、視線ばかりでなく顔を下向きにするといったように、初めて「探している」ことを顔の動きで示すことができました。スカートに襞が描かれたのは、最初の草むらテストの描画（図88）以来です。描画時間は短いものでした。

　以上のように3期には描画時間が短く、線は実線で描かれ、輪郭がしっかりしたものとなりました。人物の髪の毛は分けられ、図97と図98では、髪が耳を隠すように、後ろにも伸びているように描かれています。衣服も女性らしくパンツ姿からスカート姿に変化しました。さらには図100では探す動作を、顔を下向きにすることで示していました。ただそのためか顔の表情は厳しいものにみえます。

　このように描かれる人物は女性らしさが増してきています。こうした描画がみられる頃には「具合がよい」、病棟生活は「楽しい」と述べられ、具体的に退院の時期をいうようになりました。輪郭線が明確になり、ためらわずに引かれるということは、Bのエネルギーレベルが上がってきていることを示しています。そしてそうしたエネルギーレベルは退院後にも引き続いて維持されているようにみえます。

　61歳のときの描画をみてみましょう。図101と図102は外来通院を定期的に行い、症状が安定している時期の描画です。図101の樹木画はブドウがなっていますが、実の重さで枝が下に垂れ下がり、幹線の先端もブドウで弓なりになっています。図102の草むらテストの描画は髪型が特徴で、顔も長細くなっています。これまでのどちらかというと子どものような印象がなくなり

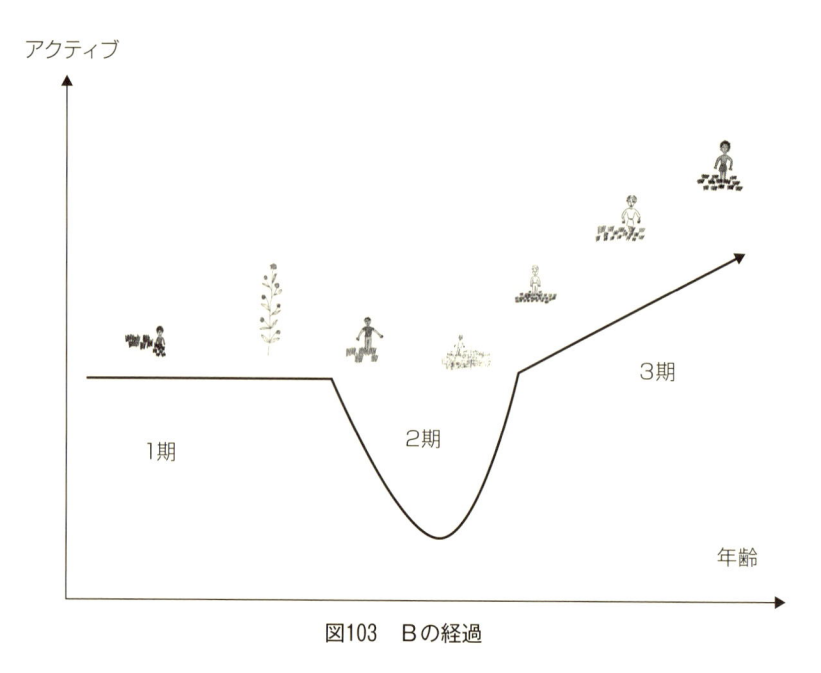

図103　Bの経過

成熟した女性の印象となりました。その印象は頬骨が出ていることによるところもあると思います。つまり実年齢に近いような顔つきになっています。

状態と描画の関連

　以上のように、第1期から第3期にかけて描画には変化がみられています。経過については図103のように示すことができます。横軸は年齢、縦軸はアクティブさを示しています。アクティブさは心的活動のエネルギーレベルともみなすことができます。

　第1期では用紙の中央に描かない、あるいは描画された空間には歪みがあるというようなものでした。描画は入院後10年近く経過して行われたのですが、それでも中央に描けず、空間に歪みが生じていたのですから、精神症状の不安定さがそこに現れているようです。部分を部分につなげてゆく描画特徴は一貫して認められていました。その意味ではエネルギーレベルは一定のレベルに維持されていたと思われます。

第2期になると用紙の中央を使用できるようになりましたが、描画時間は非常に長くなりました。そして使用される描線はためらいがちに、小さく引かれています。場合によっては身体を硬直させて動かなくなり、描画できないこともありました。描画できない様子を図103では、下に落ち込む谷で示しました。つまり描画を集中して行うことができず、また描画対象のイメージを思い浮かべることもできにくい状態にありましたので、全体的にエネルギーレベルが低下しているとみることができます。こうした谷の後半で、小刻みな線で描く草むらテストの描画になりました。

　第3期では、描画時間が短くなり、描かれた人物は女性らしさが増してきました。さらには描かれた女性は、子どものような特徴から徐々に成熟した女性のような特徴を持つように変化してきました。第3期のBは描画時にはにこにこしており、病棟内でも生活を楽しいと語るようになり、また母親の様子を心配するようにもなっていました。57歳になって、退院を明確に訴えられるようになった頃には、描画には女性らしさが認められ、これと同時に周囲への共感（現状の把握）と、自身の感情の自然な表出が（将来の見通しを伴って）できるようになっていました。つまりエネルギーレベルが上がり、徐々に活動性が高まってきているとみることができます。

　描画構造とエネルギーとの関係をみてみましょう。草むらテストの描画の全体的な構成がほぼ同一であることに示されているように、構造は固定しているとみることができますが、エネルギーは第1期には横ばいで、第2期には低下し、第3期に回復し徐々に高まってきていると捉えることができます。53歳の頃に過渡期があり、この頃、低下していたエネルギーが回復し、上向きになり周囲への関心が広がってゆくようになったように思えます。それ以降は描画の構造は安定し、エネルギー水準も少しずつですが高まっているようにみえます。そうしたエネルギーの高まりが構造に柔軟さをもたらしているようで、顔を下向きに描くといった動作が描かれたり、実を支える枝を下に垂らしたりできるようになりました。構造が維持され、エネルギーの高まりが起こり、退院できて、外来通院が続いているということになりそうです。

引用文献

横田正夫・青木英美・原淳子（2011）退院に至った長期入院女性統合失調症患者の描画経過の検討.『日本大学文理学部心理臨床センター紀要』8, 21-38.

横田正夫（2016）『メディアから読み解く臨床心理学：漫画・アニメを愛し、健康なこころを育む』サイエンス社

あとがき

　統合失調症の本を出したいと長らく念願しておりました。その念願が叶い嬉しさもひとしおです。本の出版には多くの出会いがあり、また多くの人に支えられました。

　そもそも臨床の世界に入るきっかけは、日本大学大学院博士後期課程を満期退学し、就職をどうしようと思っている時に故・細木照敏先生に群馬大学を紹介して頂き、精神医学教室の故・町山幸輝先生に心理職として採用して頂いたことにありました。町山先生との出会いが統合失調症の認知障害の研究の始まりでした。本書で紹介したさまざまな取り組みは、群馬大学での統合失調症との出会いの中で考え出されたものでした。当時群馬大学には生活臨床の先生方が統合失調症の長期経過の研究を進めておりました。身近にこれらの研究に接してきたことが、私自身の描画を通しての長期経過を見ることの姿勢に影響を与えました。

　群馬大学時代には週1回単科の精神病院に臨床心理士として勤務し始めました。ここでは群馬大学医学部の精神科の患者さんに比べ長期入院の患者さんに多く接することになりました。そしてその多様性に驚かされ、何とか統一的な捉え方ができないものかと考えました。そのひとつの表れが本書で紹介した長期に個人を追いかけるという方法でした。これはまさに生活臨床の先生方が実践しておられた方法でした。その結果、群馬大学時代に見出された認知障害が、じつは同じ個人の中の異なる時期に出現するという発見に至りました。統合失調症についての描画を通してある程度の全体像が見渡せたと感じました。こうしたこともあり一度本の形にまとめておきたいと考えたのでした。

　患者さんの一人ひとりは当たり前のことですが個性的であり、個性としての魅力に満ちていました。そうしたことがあって長く統合失調症の患者さんとかかわることができたのだと思います。現実世界の中で純粋無垢と感じられるような人に出会うことは少ないですが、統合失調症の患者さんにはその

ように感じられる人が多いように思います。患者さんの抱えるものの捉え方が、一時的なものであり、その捉え方は変わりうることを本書から読み取って頂ければ、少しは患者さんにとって住みやすい現実ができ上がるのではないかと期待します。

　最後に本書の成立のためにお世話になりました医療法人原会原病院の理事長・故・原富夫先生、院長・原淳子先生、顧問・中安信夫先生、臨床心理士・青木英美先生はじめ医局の先生方に感謝いたします。そしてなによりも多くの時間を一緒に過ごした患者さんに感謝いたします。さらには本書を読みやすい形に整えてくださり、多くの適切な指摘をしてくださった新曜社編集部の森光佑有さんなくしてはこのような形の本が誕生しなかったと深く感謝しております。

横 田 正 夫

著者紹介

横田正夫（よこた　まさお）

1954年、埼玉県生まれ。1976年に日本大学芸術学部映画学科卒業後、同大学大学院文学研究科心理学専攻博士前期課程修了、博士後期課程満期退学。その後、群馬大学医学部精神医学教室に勤務し、統合失調症の認知障害の研究を行う。医学博士、博士（心理学）、臨床心理士、認定心理士。1991年に日本大学文理学部心理学科に専任講師として就職し、同大学助教授、日本アニメーション学会会長などを歴任。現在は日本大学文理学部心理学科教授、公益社団法人日本心理学会理事長、一般社団法人日本心理学諸学会連合理事長。著書は『大ヒットアニメで語る心理学』（新曜社）、『ポテンシャル臨床心理学』（編著・サイエンス社）、『アニメーションの臨床心理学』（誠信書房）、『日韓アニメーションの心理分析』（臨川書店）、『メディアから読み解く臨床心理学』（サイエンス社）、『アニメーションとライフサイクルの心理学』（臨川書店）など。

新曜社 **描画にみる統合失調症のこころ**
アートとエビデンス

初版第1刷発行　2018年9月1日

著　者　横田正夫

発行者　塩浦　暲

発行所　株式会社　新曜社
　　　　〒101-0051 東京都千代田区神田神保町3-9
　　　　電話（03）3264-4973（代）・FAX（03）3239-2958
　　　　e-mail info@shin-yo-sha.co.jp
　　　　URL http://www.shin-yo-sha.co.jp/

印刷所　星野精版印刷

製本所　イマヰ製本所

新曜社の本

大ヒットアニメで語る心理学
「感情の谷」から解き明かす日本アニメの特質
横田正夫
四六判192頁
本体1800円

はじめての描画療法
スタディ&プラクティス
杉浦京子・金丸隆太 編
四六判152頁＋口絵6頁
本体1800円

自分と出会うアートセラピー
イメージでひらく無意識の世界
近藤総子 編著
A5判260頁＋口絵32頁
本体3400円

臨床事例から学ぶ TAT 解釈の実際
安香 宏・藤田宗和 編
A5判256頁
本体3300円

精神病というこころ
どのようにして起こり いかに対応するか
松木邦裕
四六判240頁
本体2400円

摂食障害というこころ
創られた悲劇／築かれた閉塞
松木邦裕
四六判240頁
本体2400円

自閉症と感覚過敏
特有な世界はなぜ生まれ、どう支援すべきか？
熊谷高幸
四六判208頁
本体1800円

心理面接の方法
見立てと心理支援のすすめ方
永井 撤
四六判224頁
本体2000円

物語としての面接 新装版
ミメーシスと自己の変容
森岡正芳
四六判296頁
本体2900円

心理療法の交差点
精神分析・認知行動療法・家族療法・ナラティヴセラピー
岡昌之・生田倫子・妙木浩之 編／
富家直明・花田里欧子・三澤文紀
四六判306頁
本体3400円

心理療法の交差点2
短期力動療法・ユング派心理療法・スキーマ療法・ブリーフセラピー
岡昌之・生田倫子・妙木浩之 編／
田中康裕・伊藤絵美・若島孔文
四六判320頁
本体3400円

コミュニティ臨床への招待
つながりの中での心理臨床
下川昭夫 編
A5判332頁
本体3400円

臨床現場で役立つ質的研究法
臨床心理学の卒論・修論から投稿論文まで
福島哲夫 編
A5判192頁
本体2200円

＊表示価格は消費税を含みません。